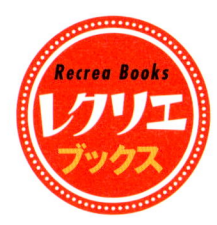

脳トレ・介護予防に役立つ
やさしいぬり絵
秋冬の花編

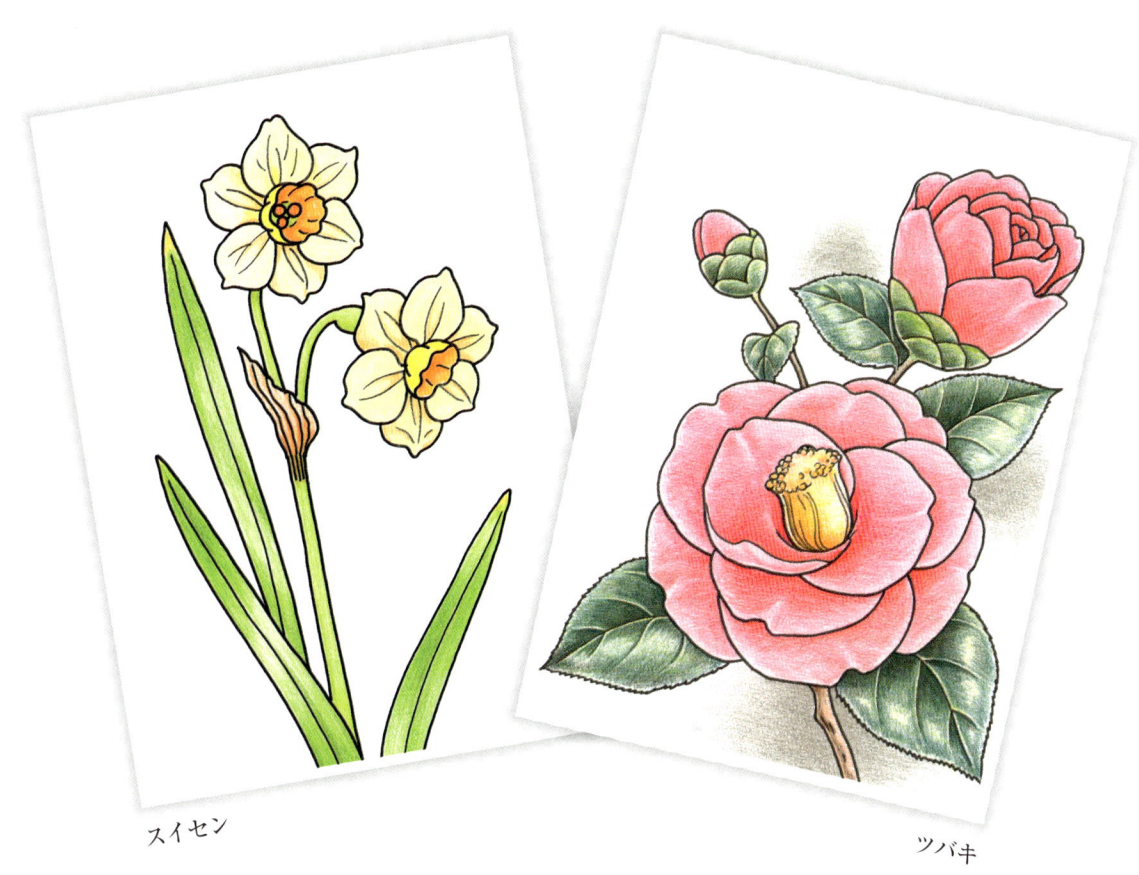

スイセン　　　　　　　　　ツバキ

世界文化社

ぬり絵は、脳を活性化させる！

脳は、いくつになっても成長し続けることを、ご存じですか？鍛えれば活性化し、その働きがよくなっていくことは、脳科学で実証されています。脳神経科学と応用健康科学に詳しい、篠原菊紀先生にお話を伺いました。

■ 歳とともに伸びる脳がある

「歳をとると脳は衰える」そう思っていませんか？しかし、歳をとるほど伸びていく脳力もあるんです。

・記憶や情報を一時的に保持しながら、何らかの作業を行う、ワーキングメモリという機能を鍛えることが重要です。高齢者でも、この機能を鍛えることで、脳の力を全般的に伸ばすことができます。

知恵や知識や経験は、年齢を重ねるほど蓄積されます。その結果、人をまとめ、仕事を管理するなどのマネジメント能力は、経験や実績を積み、歳をとるほど伸びていきます。

記憶力に関しても、思い出すような力は年齢とともに低下します。しかし、同じ記憶力でも、覚えたことを選択肢から選ぶ力は、若者と高齢者では差はありません。

脳はいくつになっても成長します。思い出せないとき、歳のせいとあきらめてしまわず、記憶力は伸びると自分を励まし、思い出すまでがんばってみましょう。

■ 脳を元気にする、4つの方法

① 頭をしっかり使う

・記憶や情報を一時的に保持しながら、何らかの作業を行う、ワーキングメモリという機能を鍛えることが重要です。高齢者でも、この機能を鍛えることで、脳の力を全般的に伸ばすことができます。

② 身体をしっかり動かす

・有酸素運動や筋トレは、脳細胞を増やします。また、家事による運動が多い人はアルツハイマー病になりにくいといった研究データもあります。

③ 食事に気をつける

・生活習慣病の予防や治療に効果のある食事が、脳を守り鍛えるうえでも役立ちます。魚、野菜、鶏肉、果物、木の実を多くとり、脂肪の多い食品などは少なめにするよう心掛けましょう。

④ 積極的に人と関わる

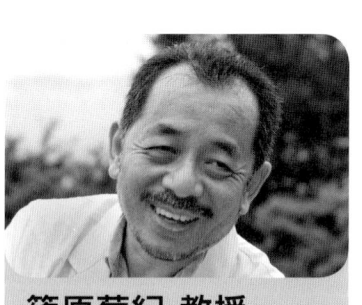

篠原菊紀 教授
公立諏訪東京理科大学
(応用健康科学・脳科学)

東京大学、同大学院教育学研究科修了。公立諏訪東京理科大学教授。テレビや雑誌、NPO活動などを通じ、脳科学と健康科学の社会応用を呼びかけている。

・人との関わりが脳を守ります。引きこもらず、積極的に外出しましょう。

■ ぬり絵で脳を鍛えよう！

ぬり絵は、形や色などの識別をつかさどる後頭葉を活性化させます。さらに、ぬり絵に伴う作業は、身体のコントロールをつかさどる線条体と小脳、そして運動野や前頭葉などに広がる脳の系統を鍛えます。最新の研究では、やる気の中核が線条体にあることがわかっています。脳のこの部分を鍛えることは、能力を高めるだけでなく、意欲をかき立てることにもつながるのです。

ぬり絵などの作業を通し、頭をしっかり使うこと、それを続けることも大切で、脳への好影響を促します。

脳の構造

(脳の図 ①〜⑦)

脳の働き

① 前頭葉
思考、運動、言語を発する。

② 前頭前野
前頭葉にある部分。考えること、コミュニケーションや感情のコントロール、意思の決定、行動の抑制、注意や意識などをつかさどる。パズルやぬり絵などに取り組むと、特に活性化する。

③ 体性感覚野

④ 頭頂葉
手足などの知覚。動きの知覚。計算をするときにも働く。

⑤ 側頭葉
聴覚、認識、意味・言葉を聞き分ける。文字や言葉を使ったパズルで言語野を刺激。

⑥ 後頭葉
視覚、イメージを働かせる。絵や図形などを注意深く見る行為が刺激する。

⑦ 小脳
運動調節、言語や思考などの知的な処理においても大きな働きをする。

脳活コラム

篠原教授の脳にまつわるこぼれ話

気持ちの問題は、からだの問題だった⁉

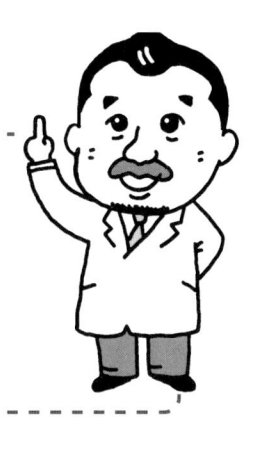

数年ほど前から、「身体化された認知」という心理学の考え方をよく耳にするようになりましたよね。では、「身体化された認知」をかんたんに説明してみましょう。

この考え方は、脳や心はからだが感じた刺激や、自らがからだを使って起こした行動に影響されるのではないか、また、そもそも人間はからだの神経基盤を使って気持ちを変化させたり、物事を決めたりしているのではないか、というものです。

たとえば、箱の中におはじきを入れて、その箱を手で上げたり下げたりしてもらいます。このとき「夏の思い出を教えてください」と質問すると、手を上げるときにはいい思い出を思い出しやすくなり、下げるときにはいやな思い出をたくさん思い出すのだそうです。

また、温かいものに触れると優しい気持ちになる、笑顔を作ると気持ちも楽しくなる、背筋を伸ばすと仕事の効率が上がる、堅い椅子に座ると判断が厳しくなる、重いものを持つと物事を重大にとらえやすい、などがあります。どうです？日常生活でも同じように感じる場面があるのではないでしょうか。

このような考え方から、困った状態に追い込まれたときには、「顔を洗って上を向き、鏡を見つめてニッコリし、背筋を伸ばす」を実践してみましょう。きっと、いい結果が出ると思いますよ。何事もいや体から入ることを、忘れてはいけませんね。

ニコニコ
ニッコリ

背筋をピン

ニコピンしてたら
それほど困ってない
気がしてきたわ…
ホホホ

イラスト／佐藤竹右衛門

本書の特徴

ぬり絵にただ色をぬるだけでなく、季節の花の世界を
楽しみながら、また、情景を思い浮かべながらぬりましょう。
本書では脳を活性化させるさまざまな工夫をしています。

1

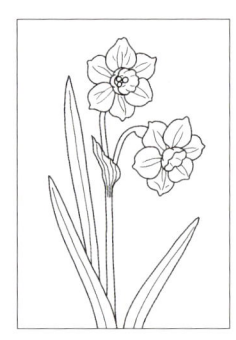

ぬり絵の絵

・好きな絵柄を選んで、ぬってみてください。
・簡単な絵柄から順番に並んでいるので、最初から順にぬってもいいでしょう。
・コピーして使うと何回でも楽しめます。仕上がった日の日付や名前を書いておくと記念になります。

2

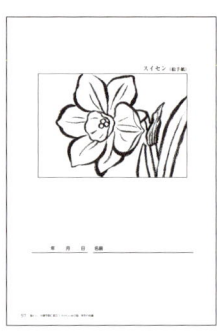

絵手紙のぬり絵

・ぬればそのまま絵手紙になる、ハガキサイズのぬり絵です。文字を書き添えてみましょう。

3

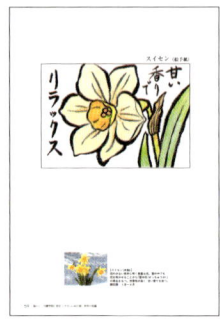

花の写真と特徴

・花の特徴や開花期を知って、より楽しくぬり絵ができるよう、解説と写真を載せました。

4

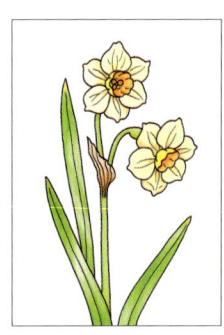

ぬり絵の彩色見本

・見本を見て同じようにぬる作業は、同時に細部に注意を注ぐため、脳がより活性化するといわれています。見本を見ながらぬってみましょう。もちろん、好きな色でぬってもかまいません。
・手軽で細かな部分もぬりやすいので、ぬり絵には色鉛筆がおすすめです。見本では24色の色鉛筆を使用しています。いろいろなぬり方をお楽しみください。

目次

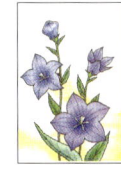 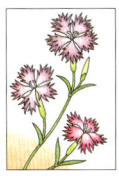 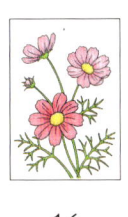 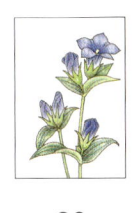 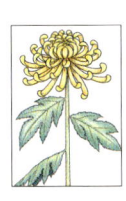 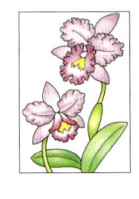 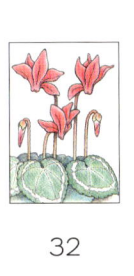

4　ぬり絵は、脳を活性化させる！
　　監修・諏訪東京理科大学 教授 篠原菊紀

6　本書の特徴

8　キキョウ

12　ナデシコ

16　コスモス

20　リンドウ

24　キク

28　カトレア

32　シクラメン

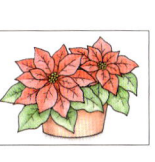 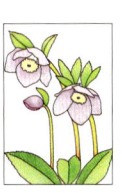 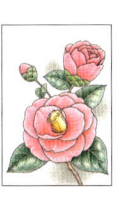 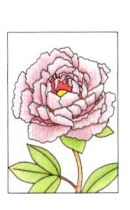 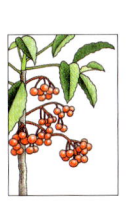 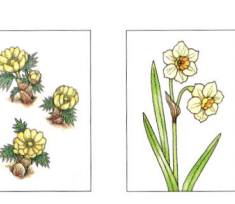

36　ポインセチア

40　クリスマスローズ

44　ツバキ

48　冬ボタン

52　マンリョウ

56　スイセン

60　フクジュソウ

64　絵手紙台紙

65　カレンダー台紙

キキョウ

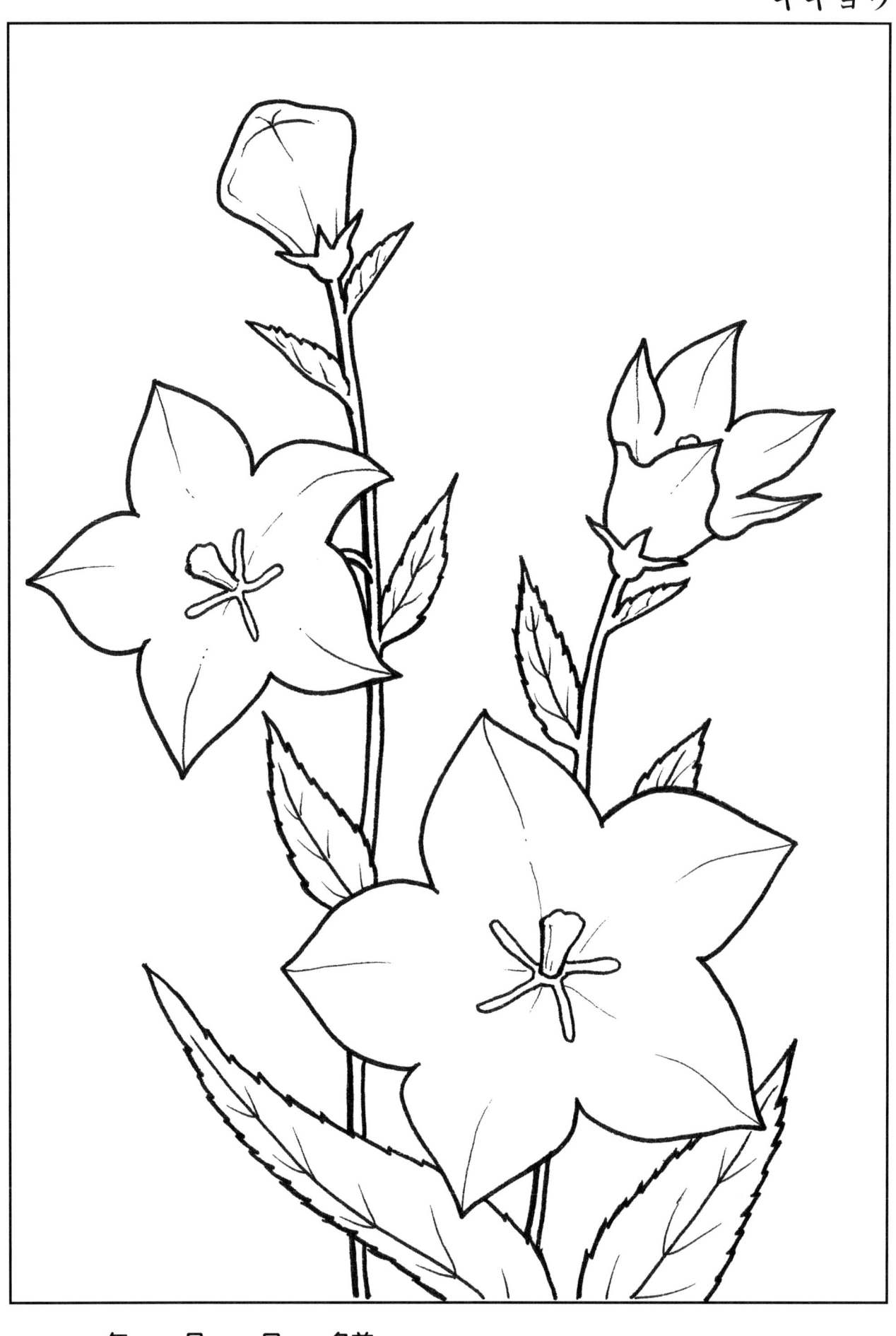

年　　月　　日　　名前

キキョウ（絵手紙）

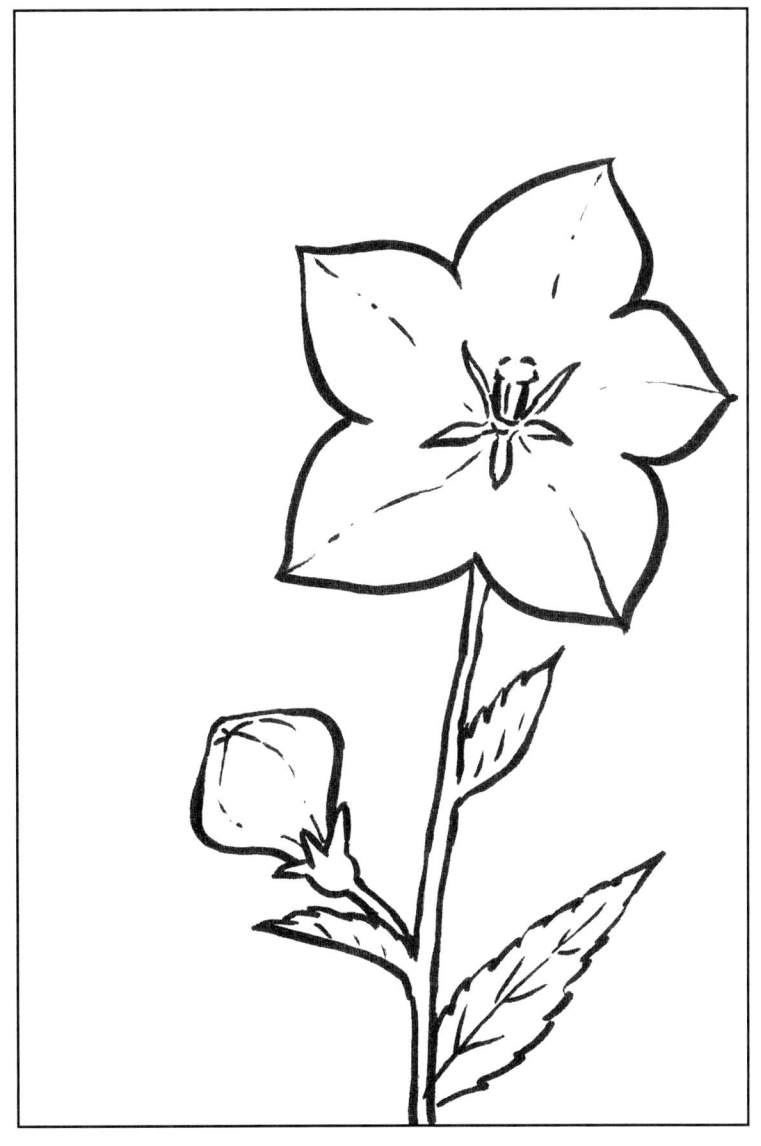

_____年　　月　　日　　名前_____

キキョウ

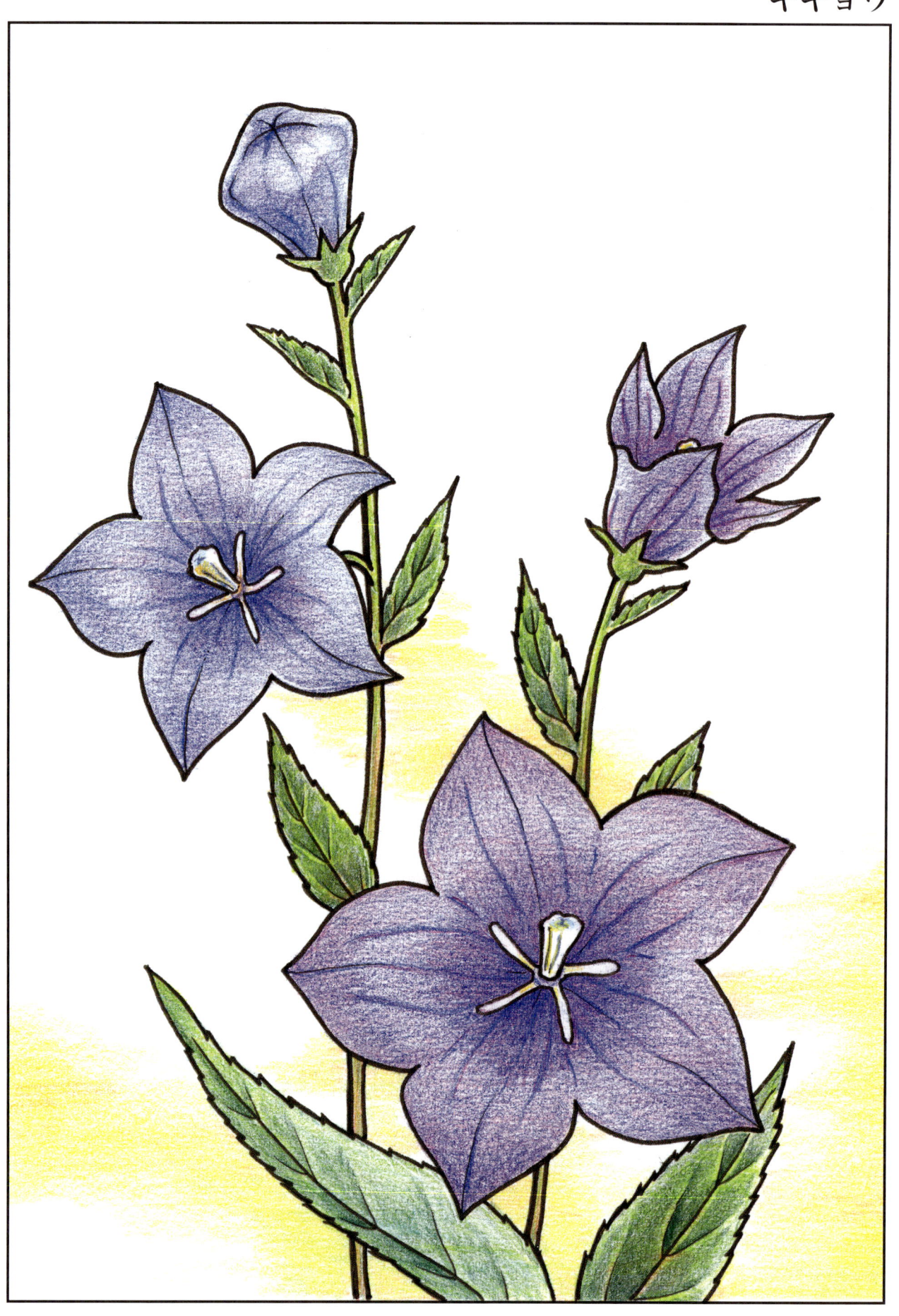

キキョウ（絵手紙）

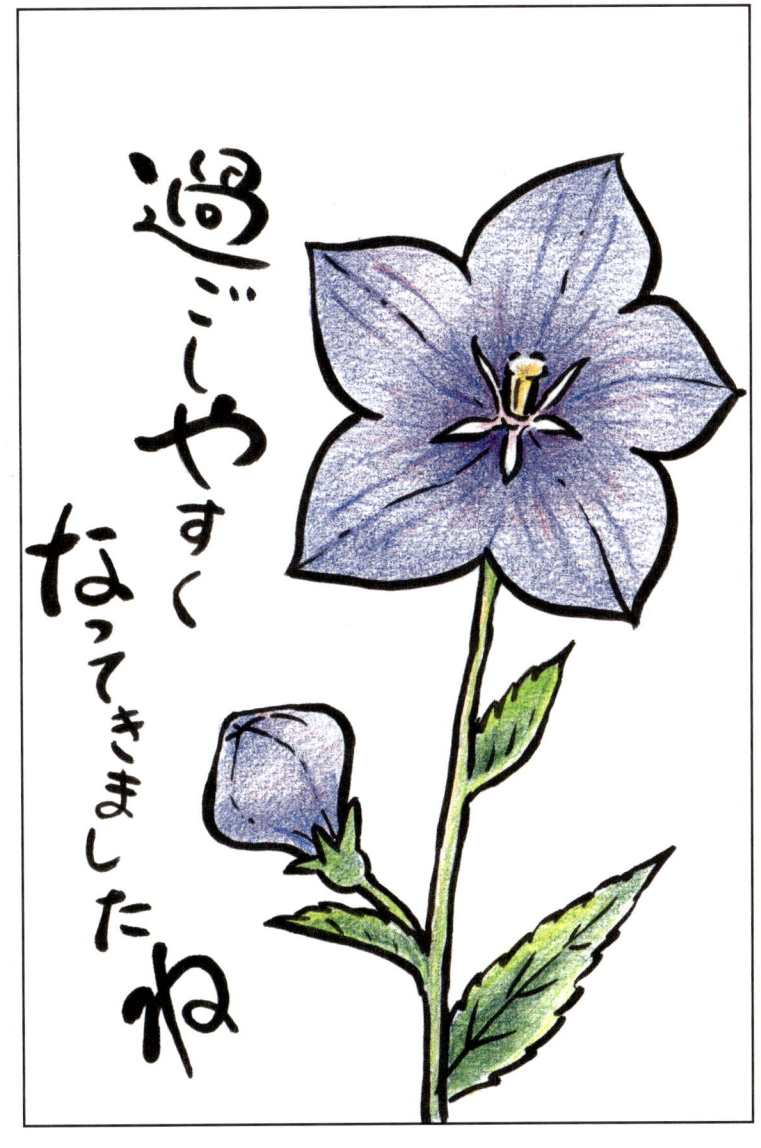

過ごしやすくなってきましたね

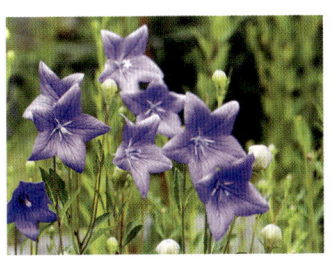

【キキョウ（桔梗）】
秋の七草のひとつとして、古くから愛されている。星形の花は文様として好まれ、根は薬草として用いられることでも有名。
開花期：7月〜9月

ナデシコ

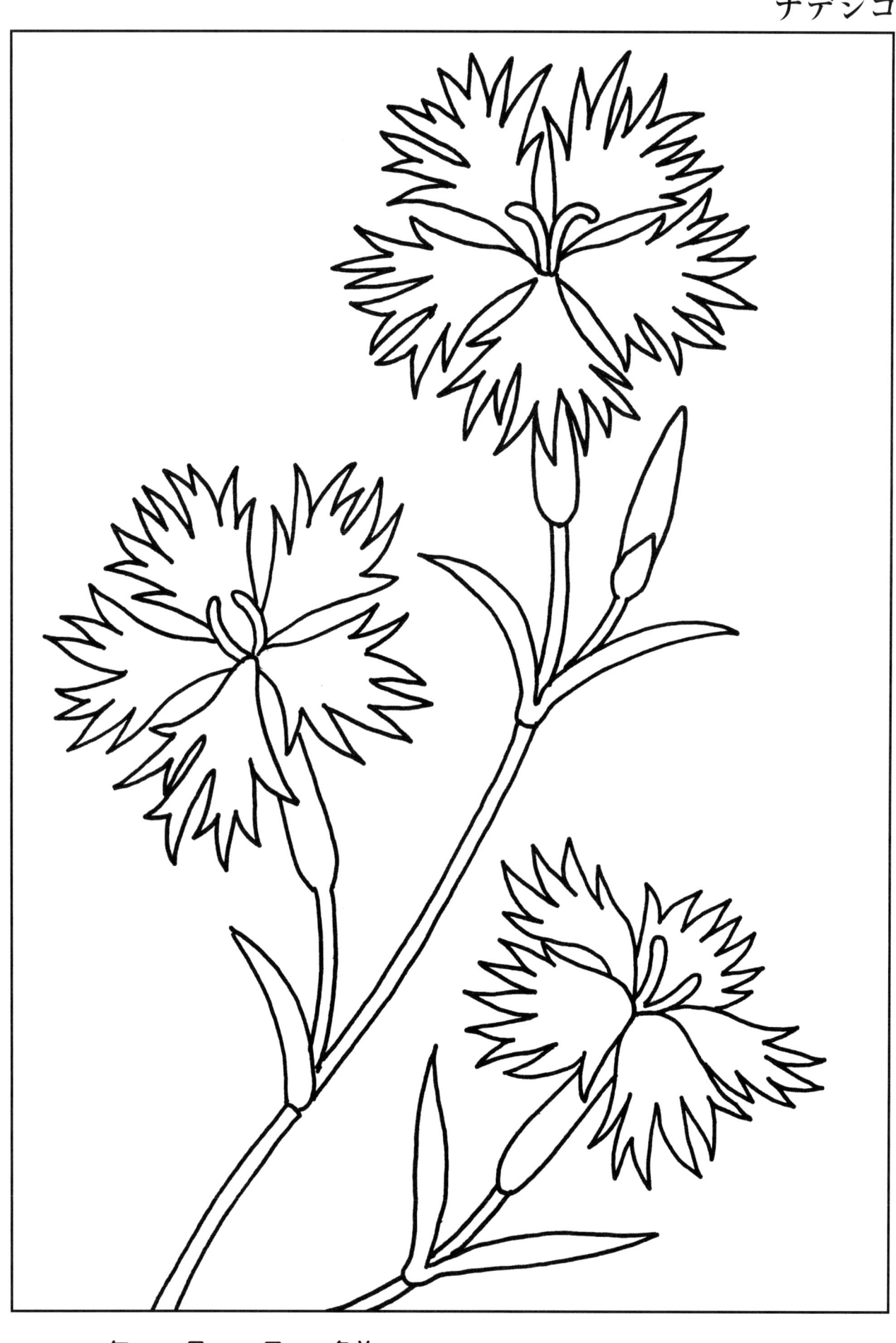

ナデシコ（絵手紙）

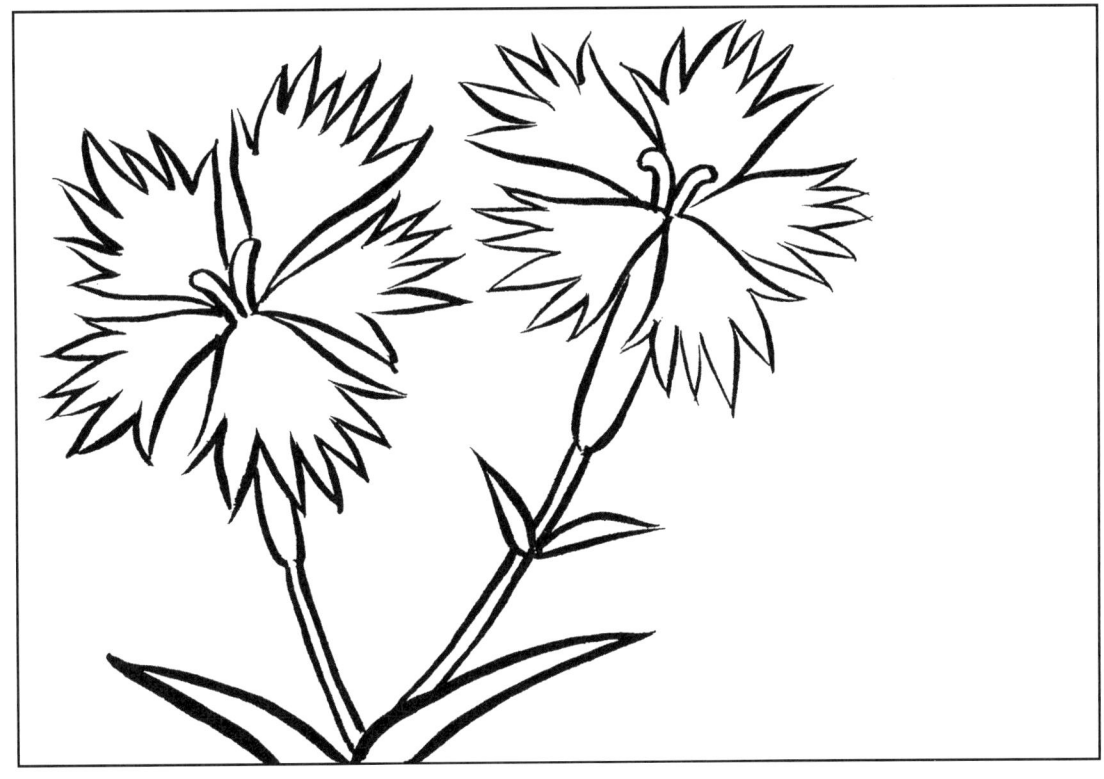

____ 年 月 日 名前 _____

ナデシコ

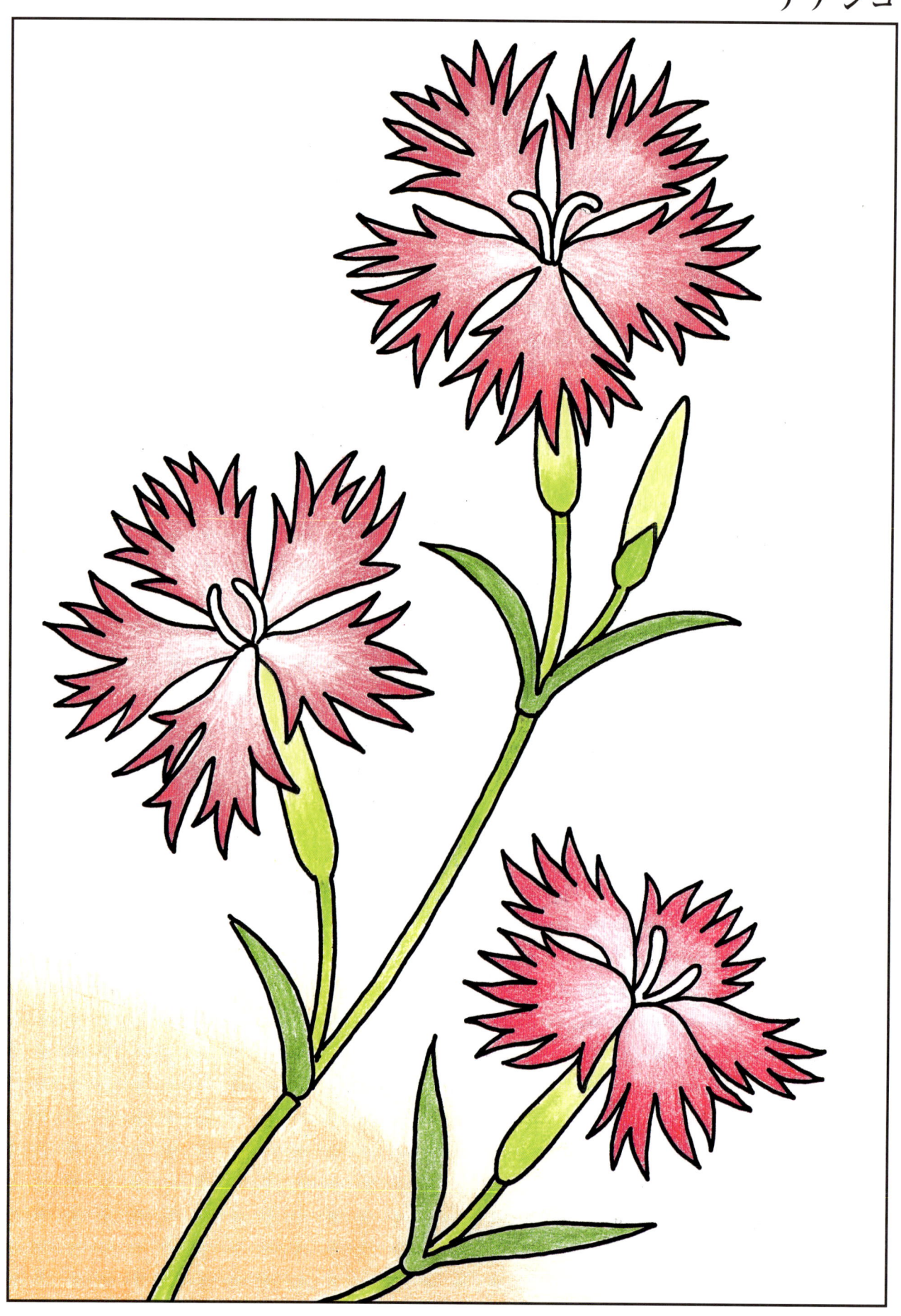

ナデシコ（絵手紙）

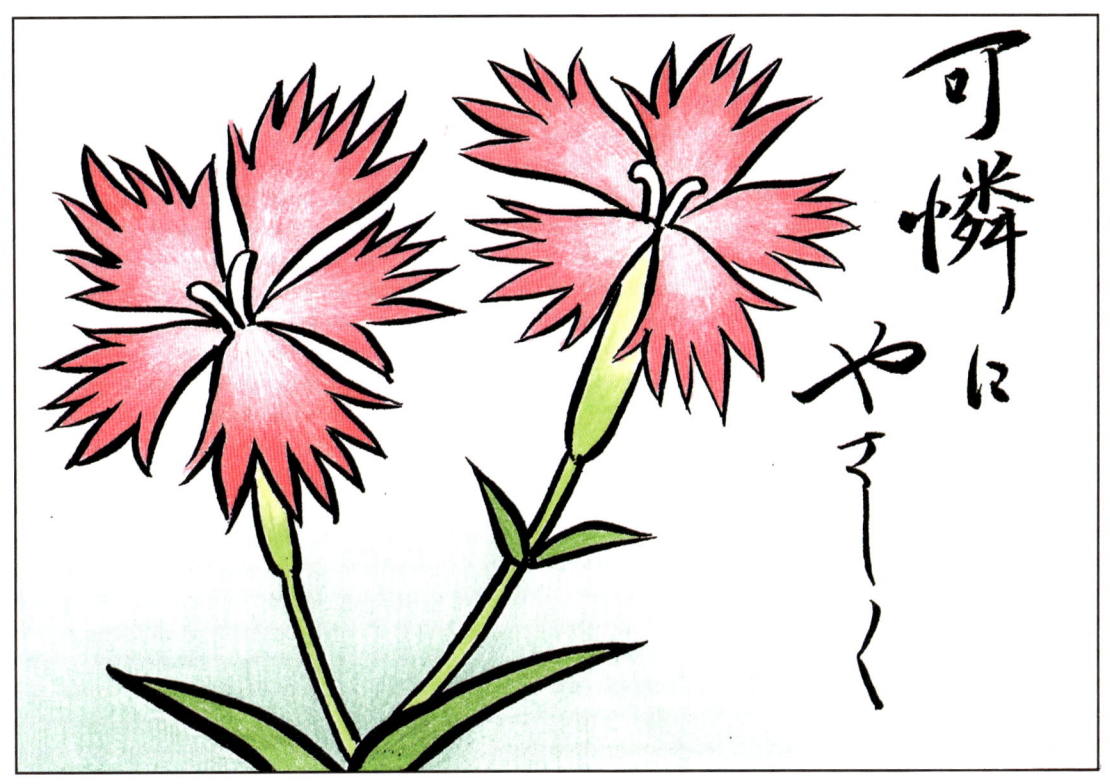

可憐にやさしく

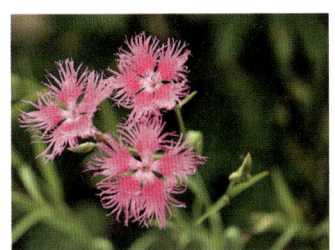

【ナデシコ（撫子）】
秋の七草のひとつとして親しまれている。可憐な姿が子どもの頭をなでるような心を引き出すことから「撫子」と命名された。
開花期：7月〜9月

コスモス

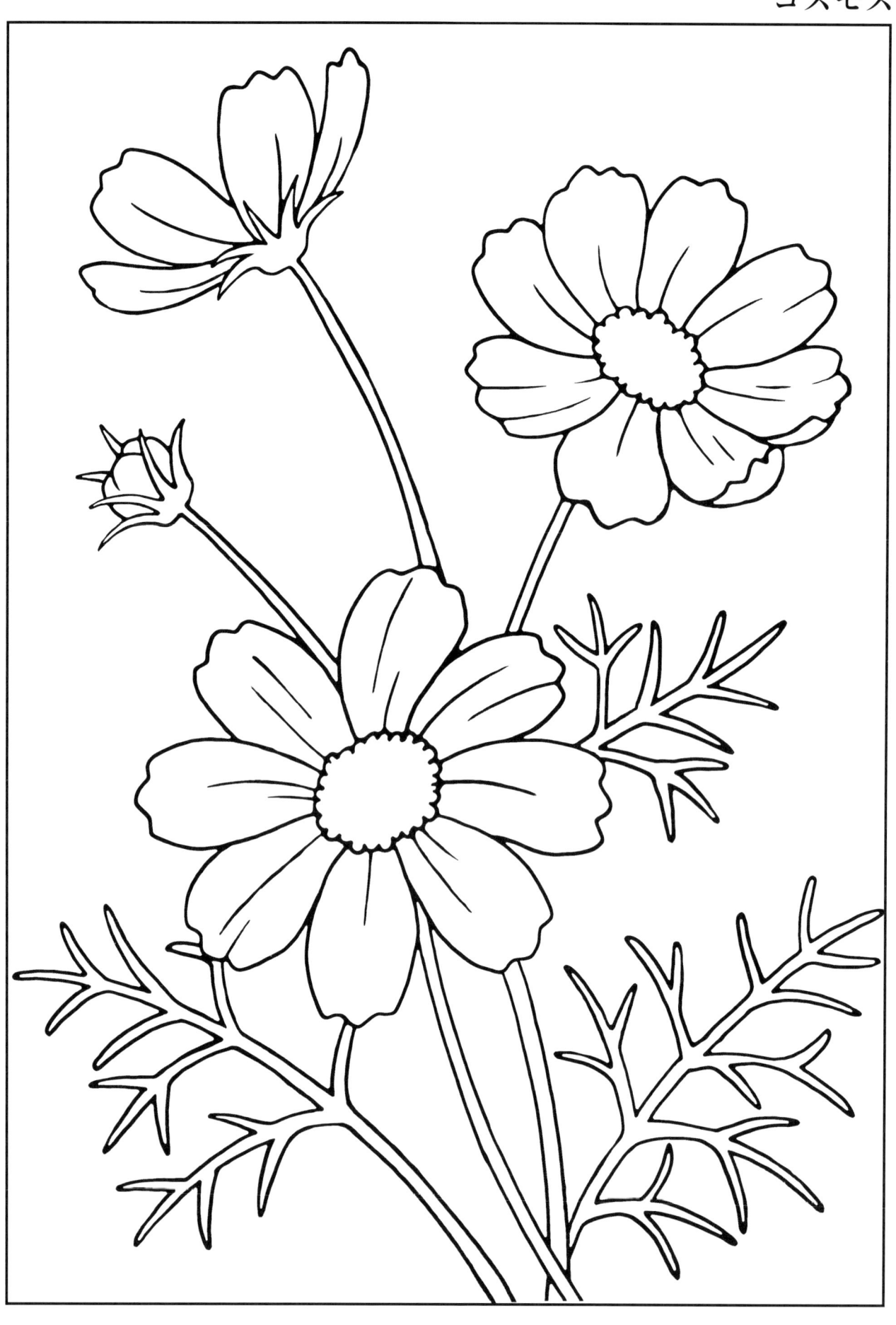

年　　月　　日　　名前

コスモス（絵手紙）

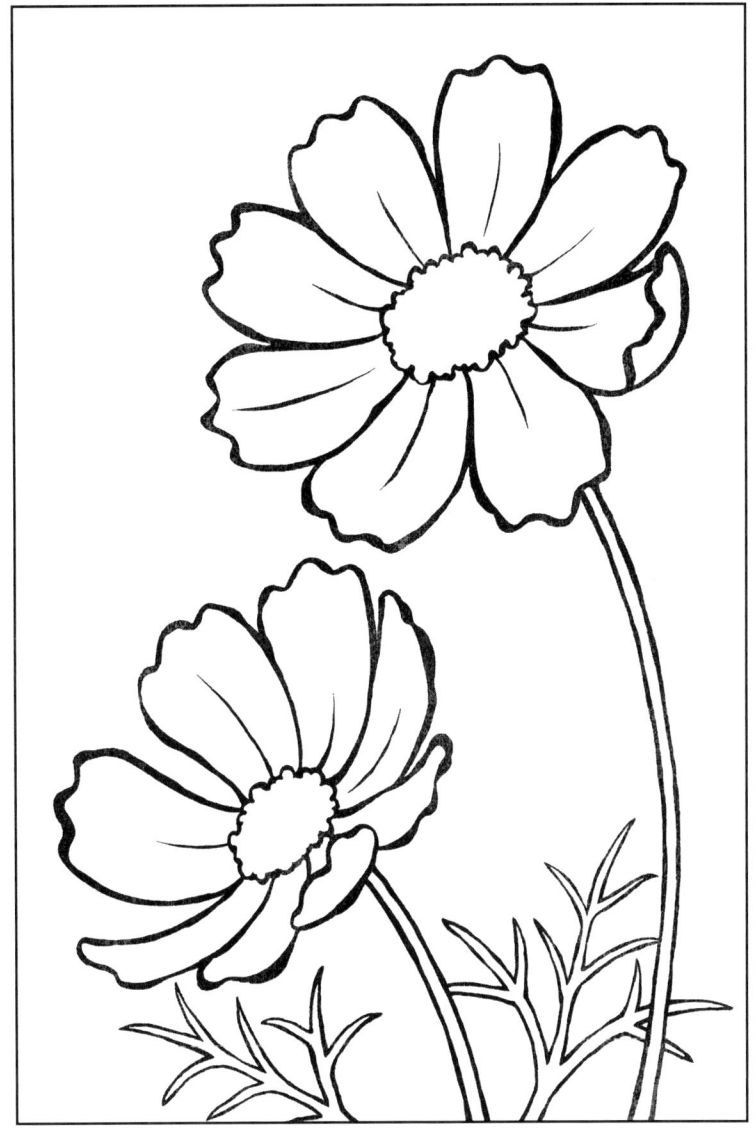

＿＿＿＿＿＿　年　月　日　名前＿＿＿＿＿＿＿＿＿＿＿＿

コスモス

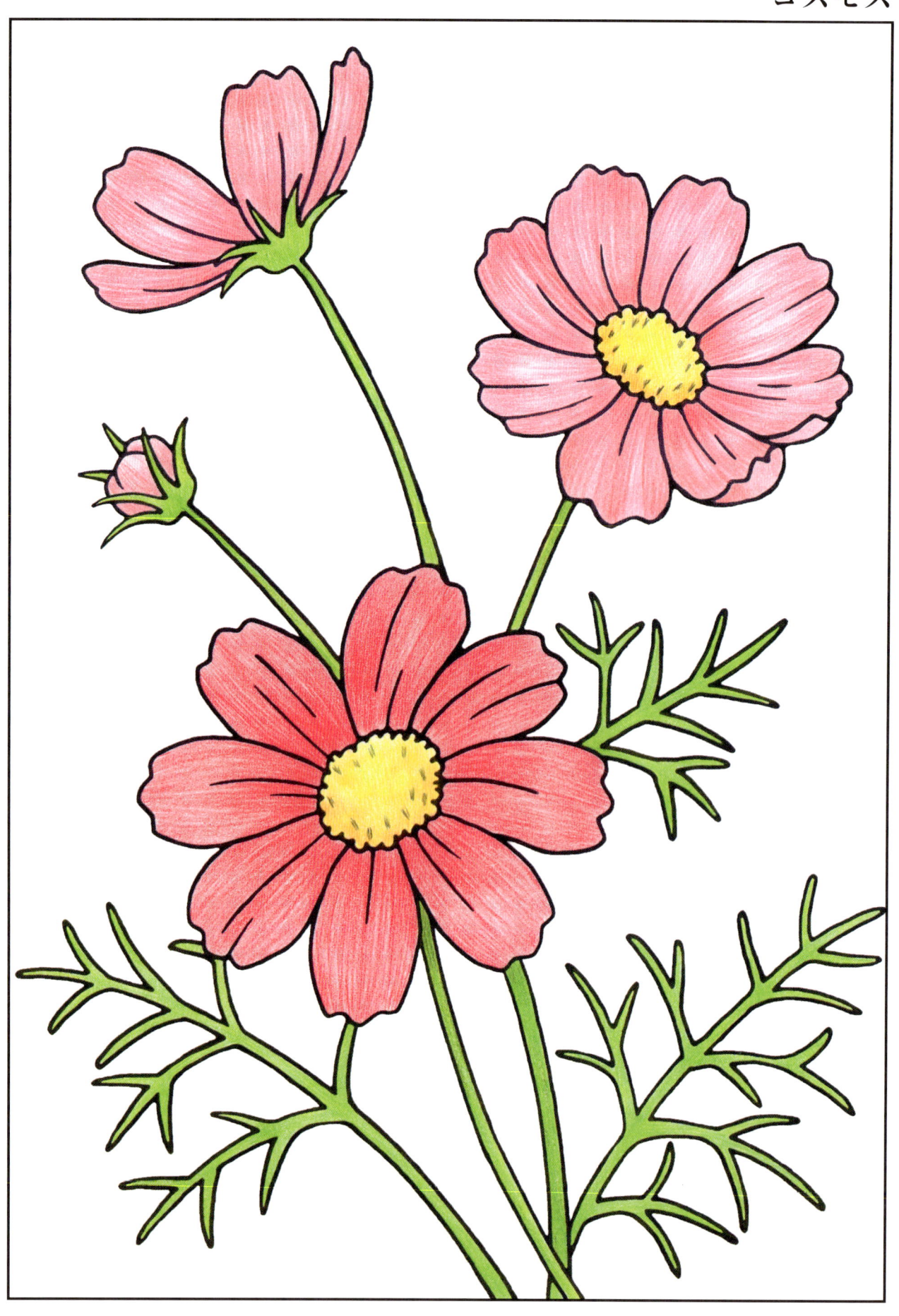

コスモス（絵手紙）

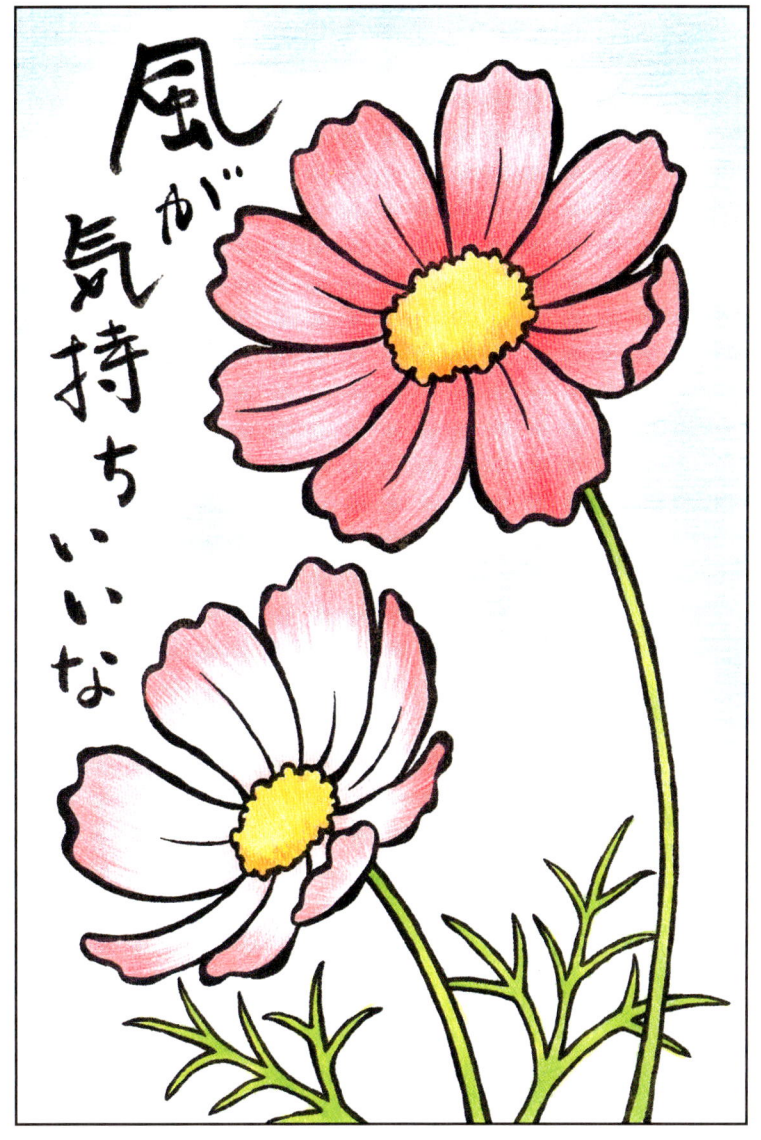

風が気持ちいいな

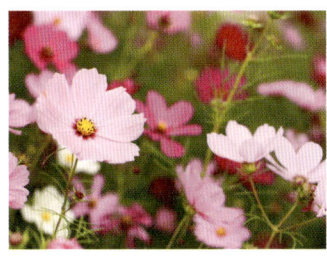

【コスモス（秋桜）】
メキシコ原産の花で日本へは江戸末期に渡来。
道路脇や休耕地に咲く姿は、今ではすっかり
日本の秋の風物詩に。
開花期：9月～11月

リンドウ

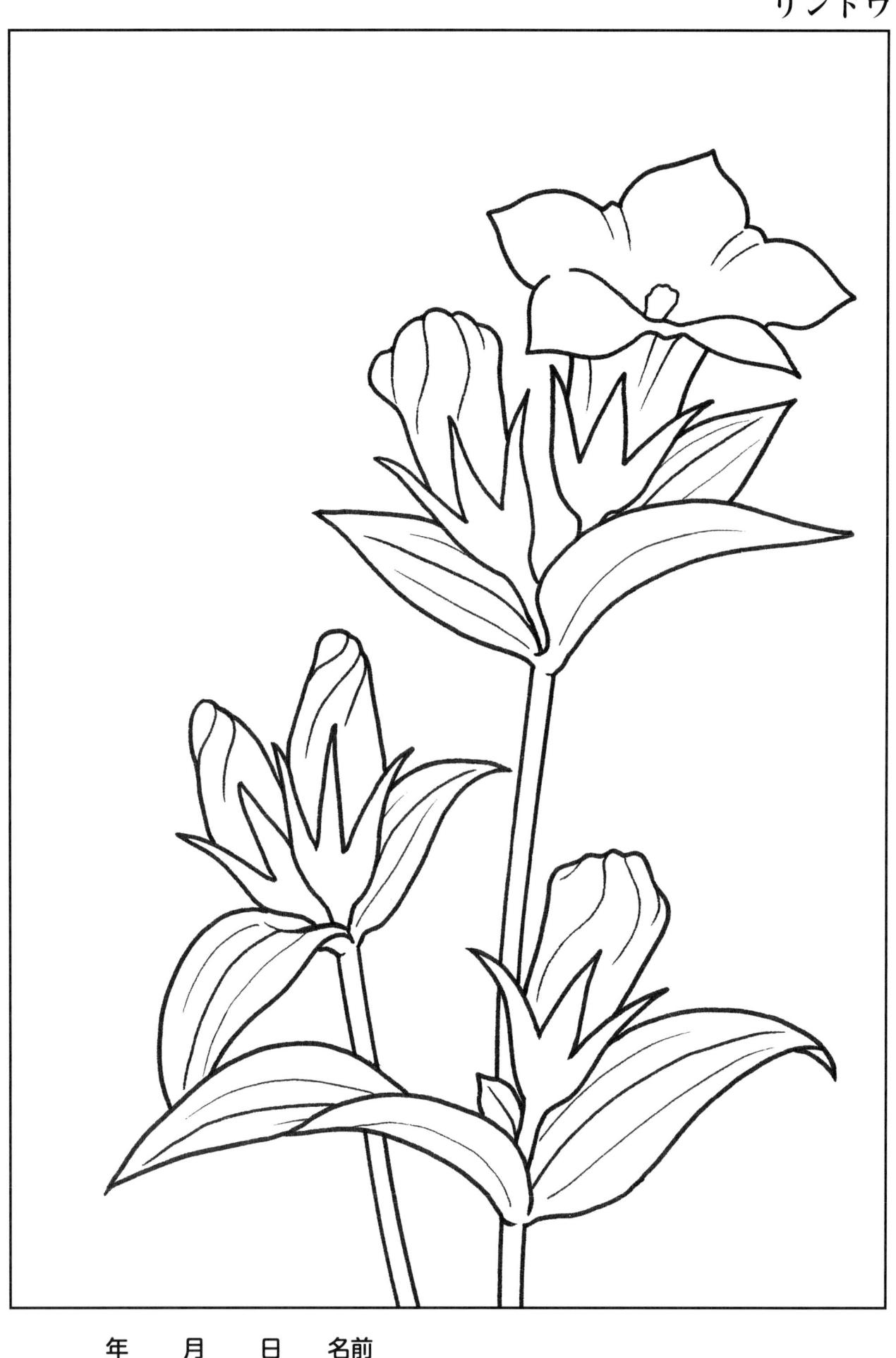

年　　月　　日　　名前

リンドウ（絵手紙）

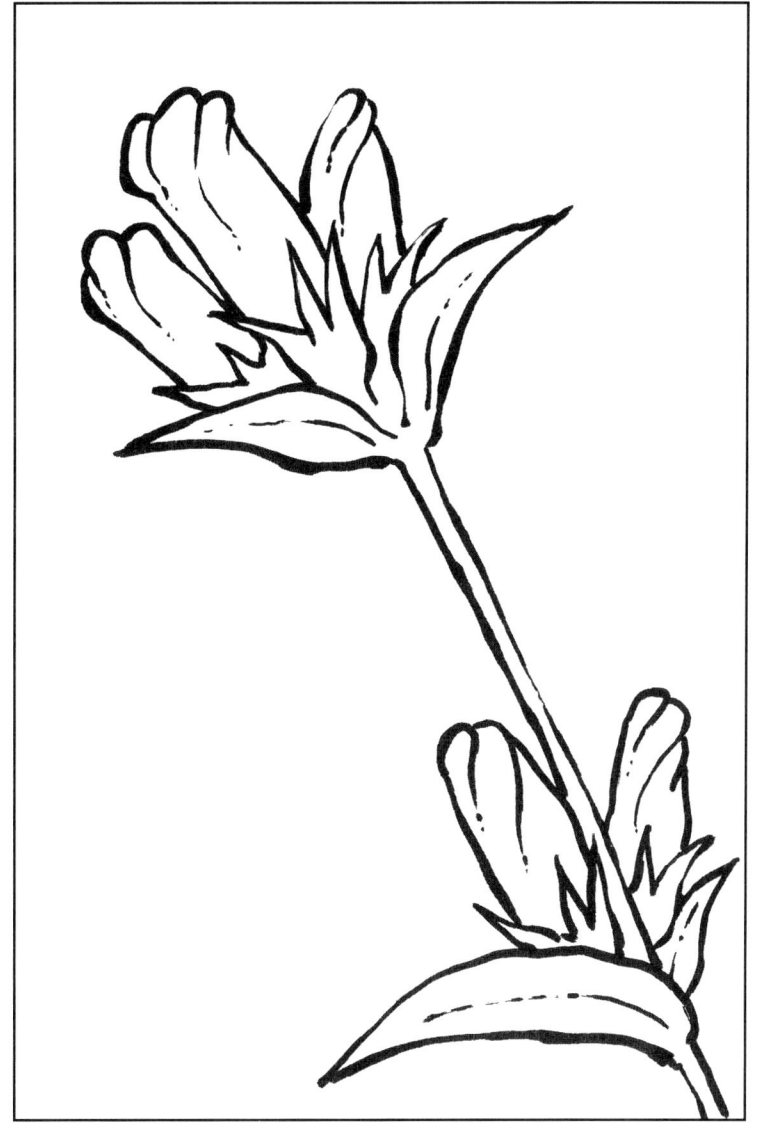

　年　　月　　日　　名前

リンドウ

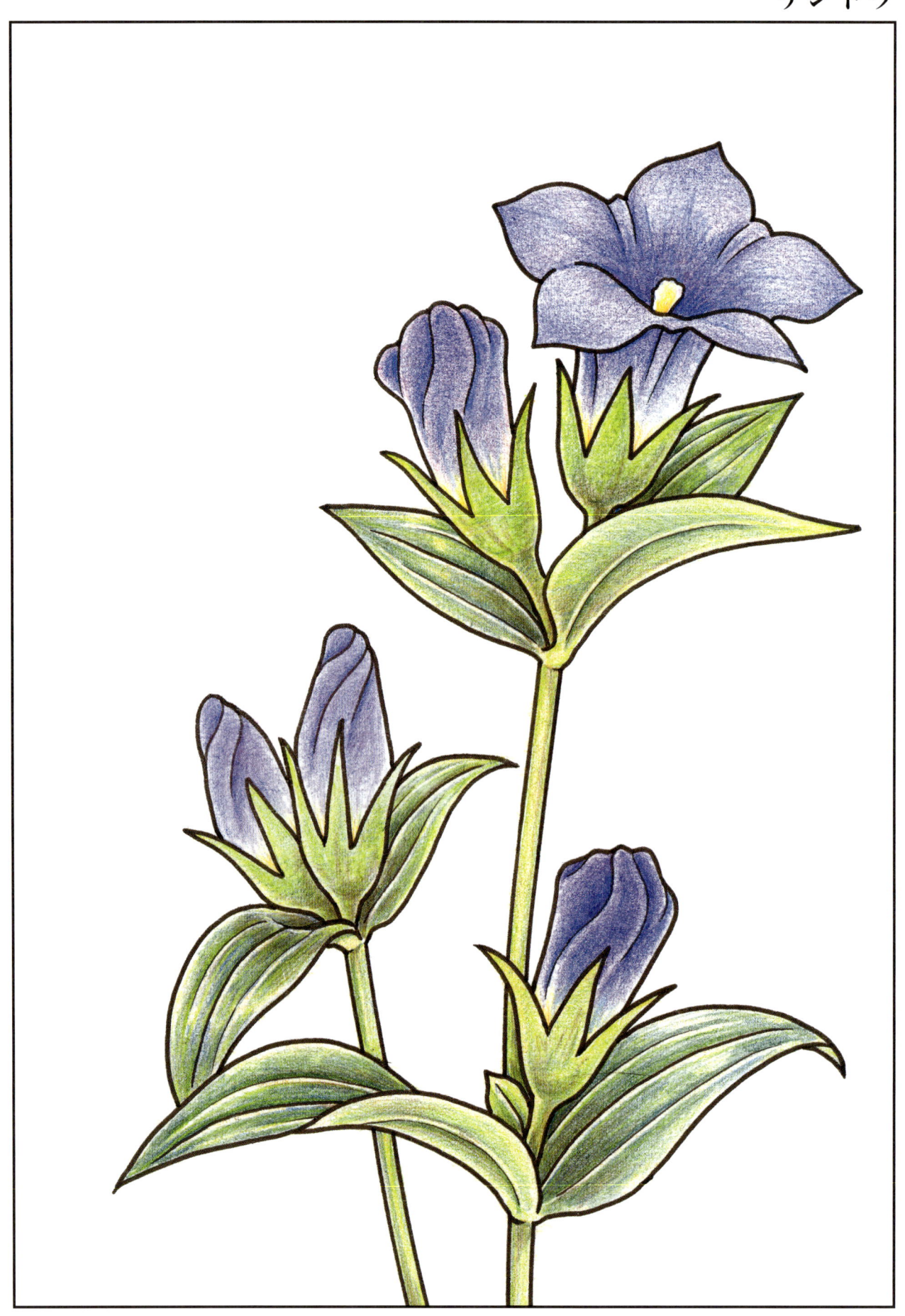

リンドウ（絵手紙）

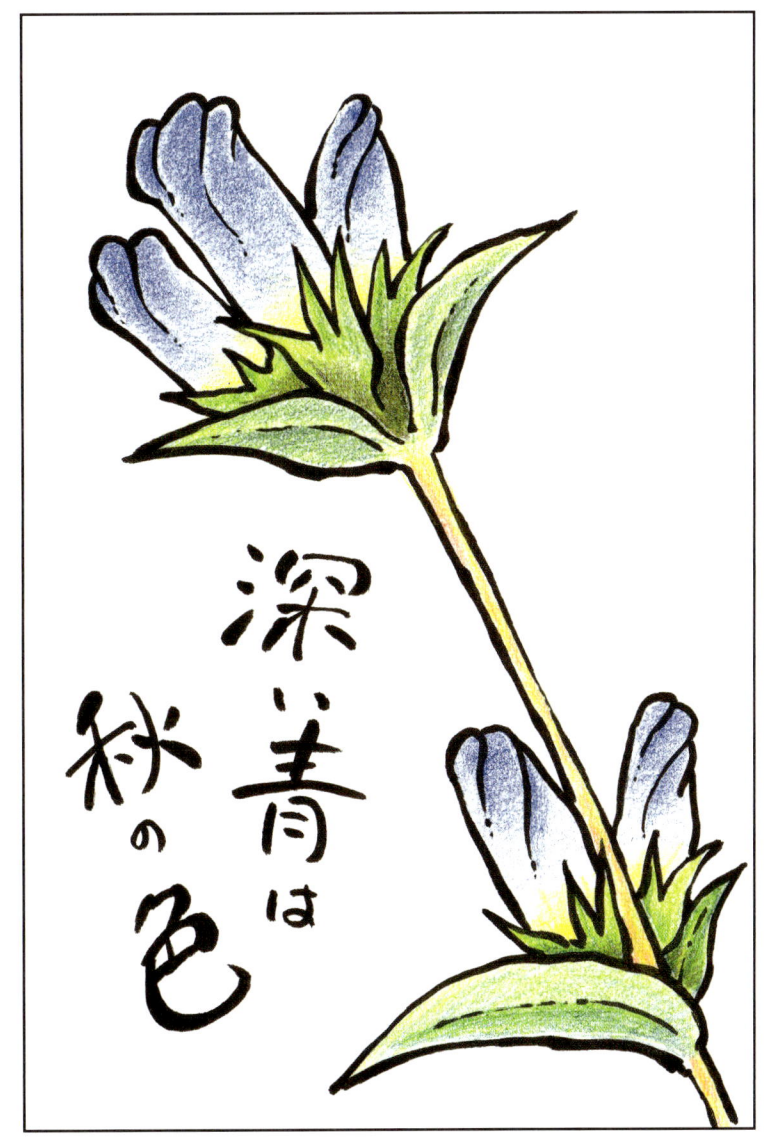

深い青は秋の色

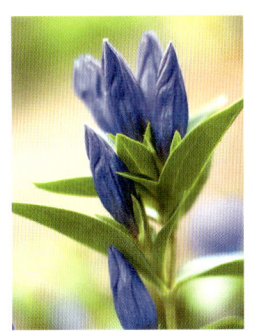

【リンドウ（竜胆）】
秋を代表する山野草。花が開くのは日の当たるときだけで、夜間や曇りの日には閉じる。薬草としても用いられる。
開花期：9月〜10月

キク

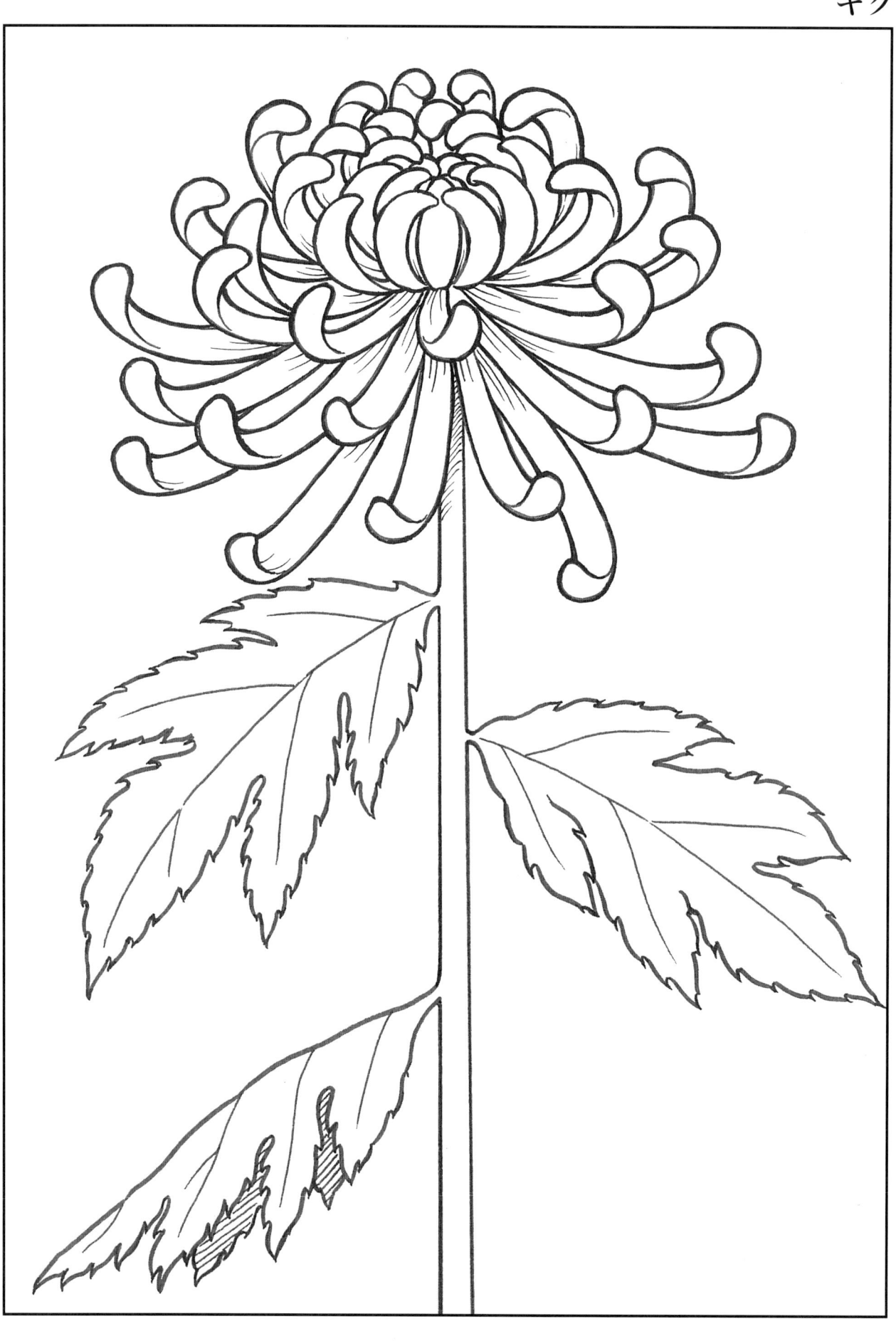

年　　月　　日　　名前

キク（絵手紙）

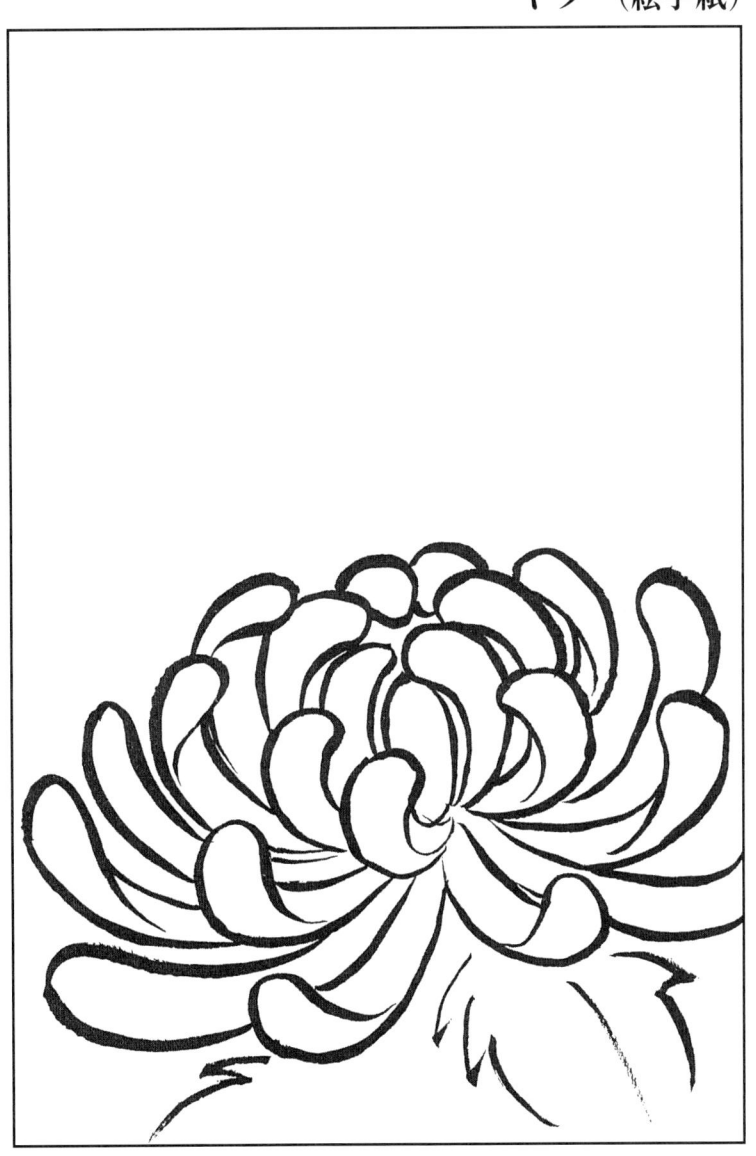

_____ 年　　月　　日　　名前 _____

キク

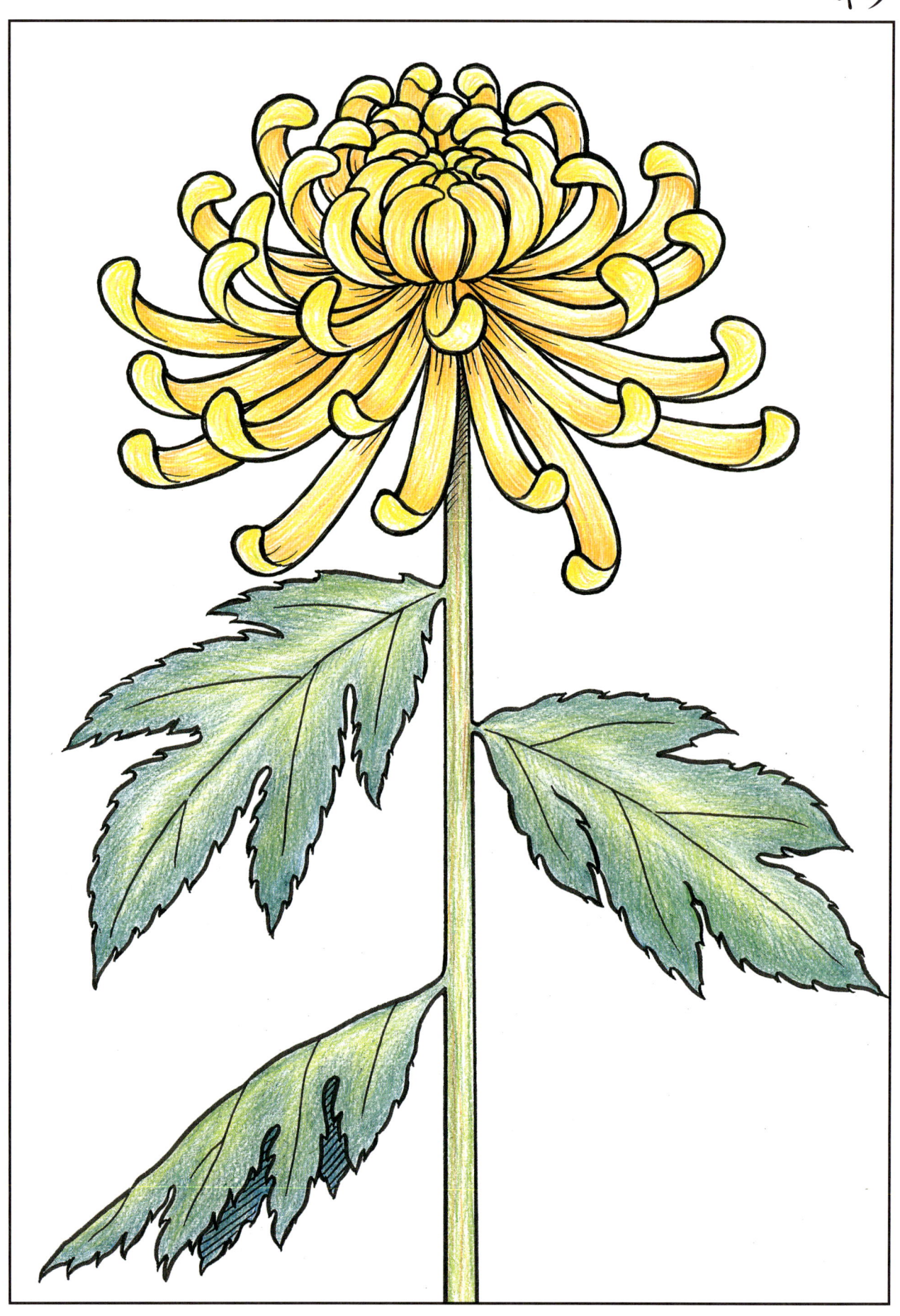

キク（絵手紙）

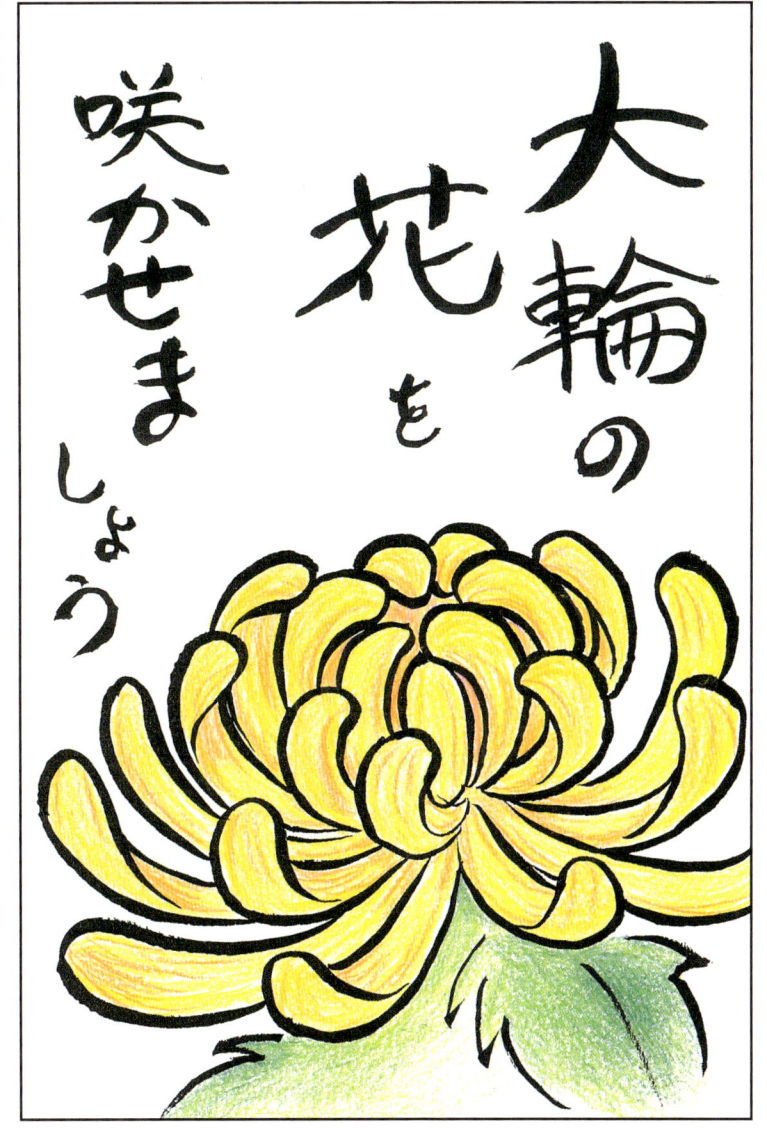

大輪の花を咲かせましょう

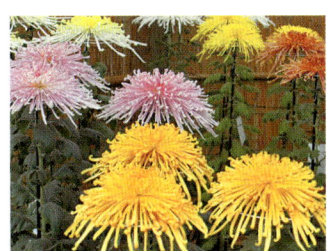

【キク（菊）】
平安時代から薬草や観賞用として用いられ、日本人にとってなじみ深い花。愛好家も多く、秋には菊の品評会も開かれる。
開花期：9月～11月

カトレア

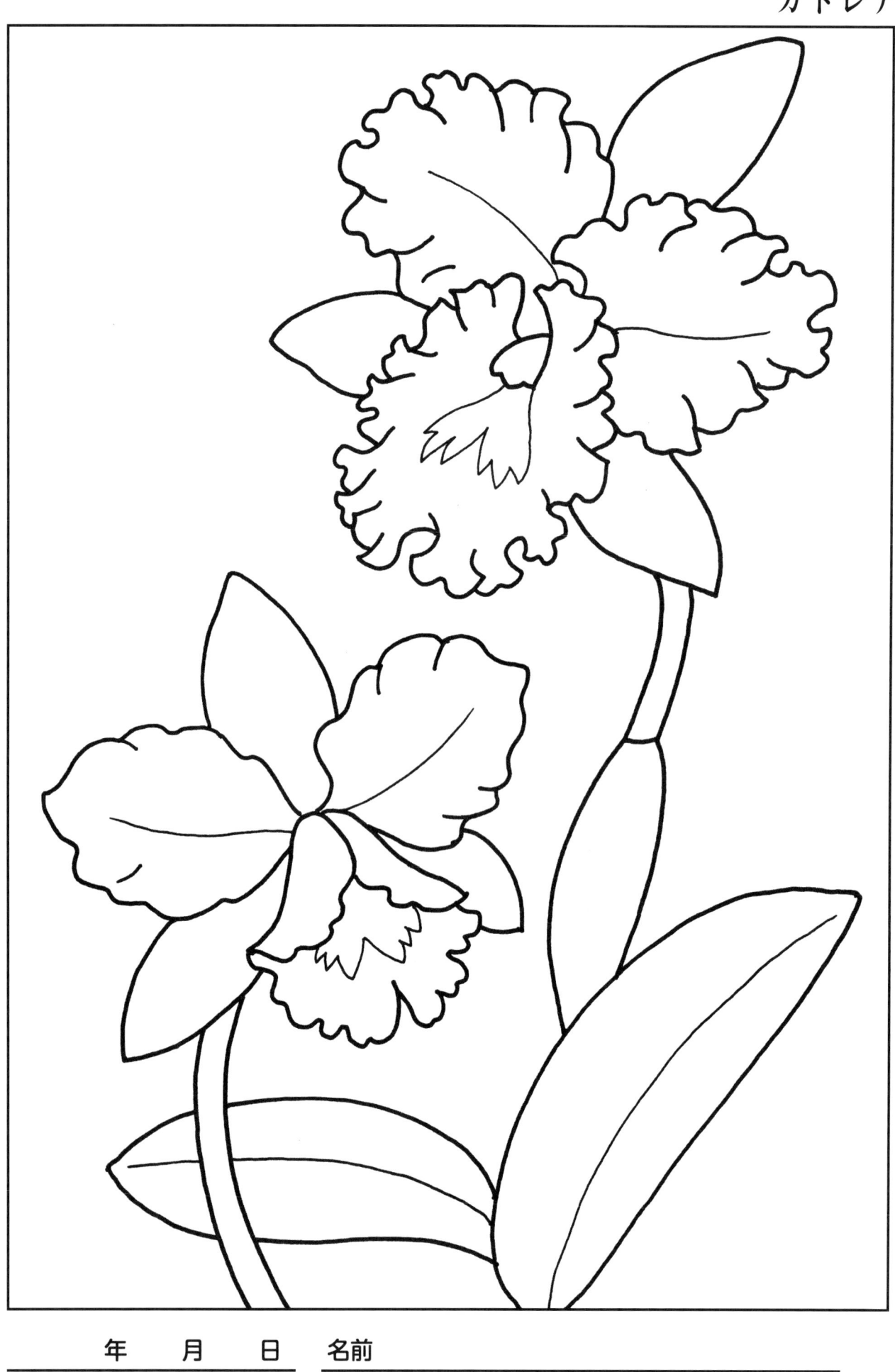

年　　月　　日　　名前

カトレア（絵手紙）

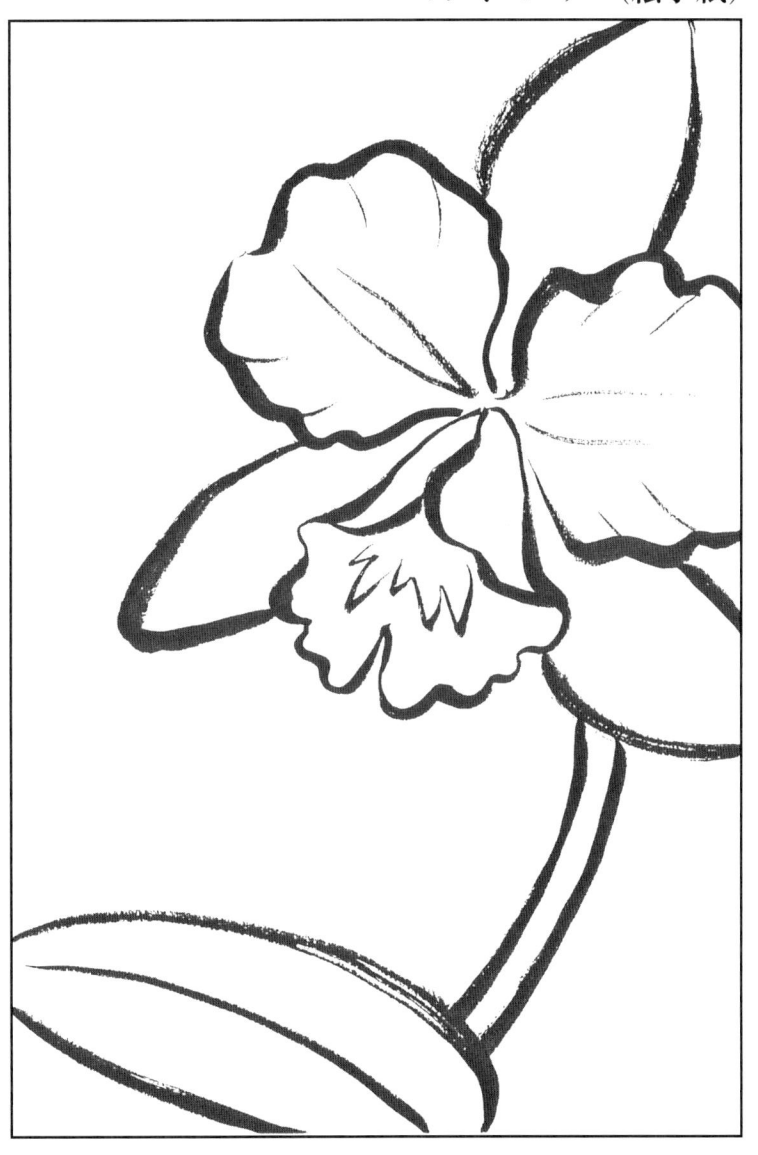

年　　月　　日　　名前

カトレア

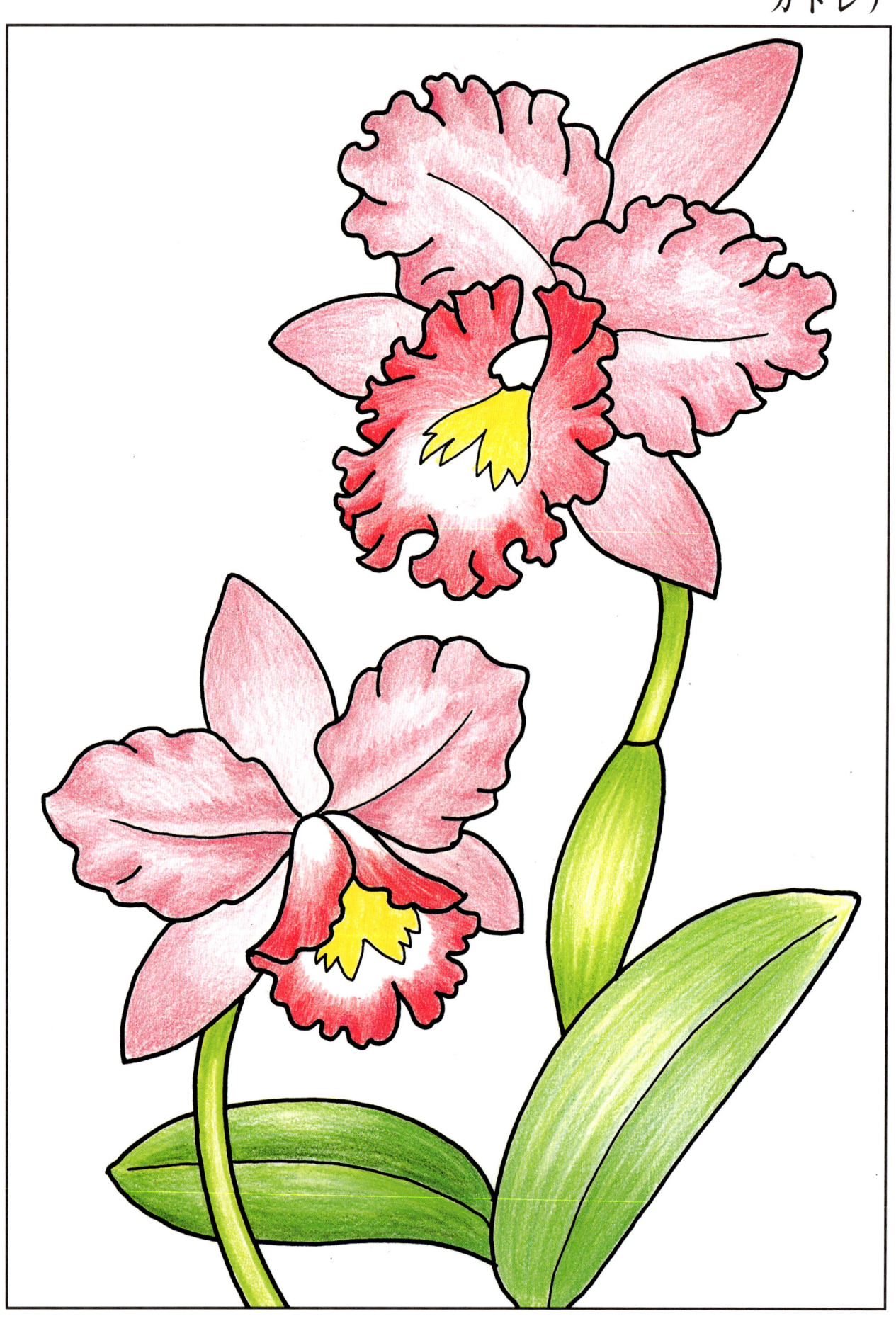

美しく大きな花を咲かせることから「洋ランの女王」という異名をもつ。熱帯アメリカの山岳地帯に多く咲いている。
開花期：春咲き、夏咲き、秋咲き、冬咲きがある。

カトレア（絵手紙）

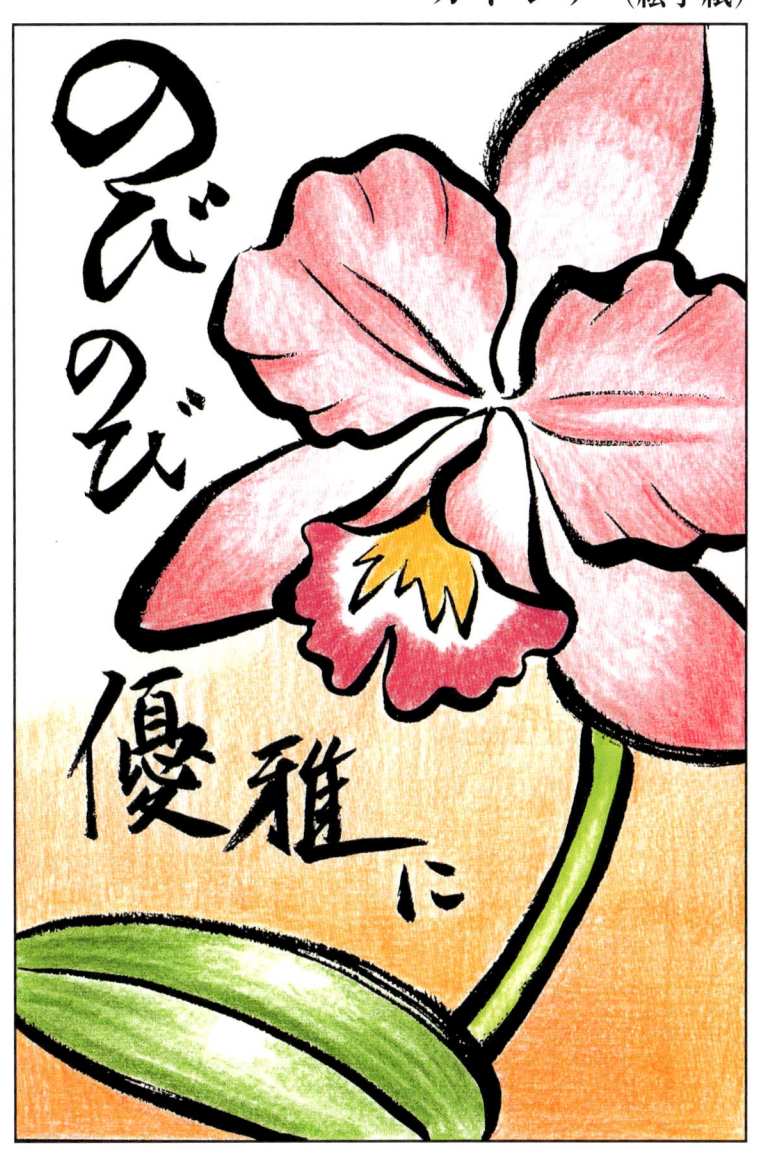

のびのび優雅に

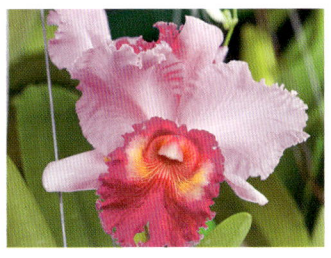

【カトレア】
美しく大きな花を咲かせることから「洋ランの女王」という異名をもつ。熱帯アメリカの山岳地帯に多く咲いている。
開花期：春咲き、夏咲き、秋咲き、冬咲きがある。

シクラメン

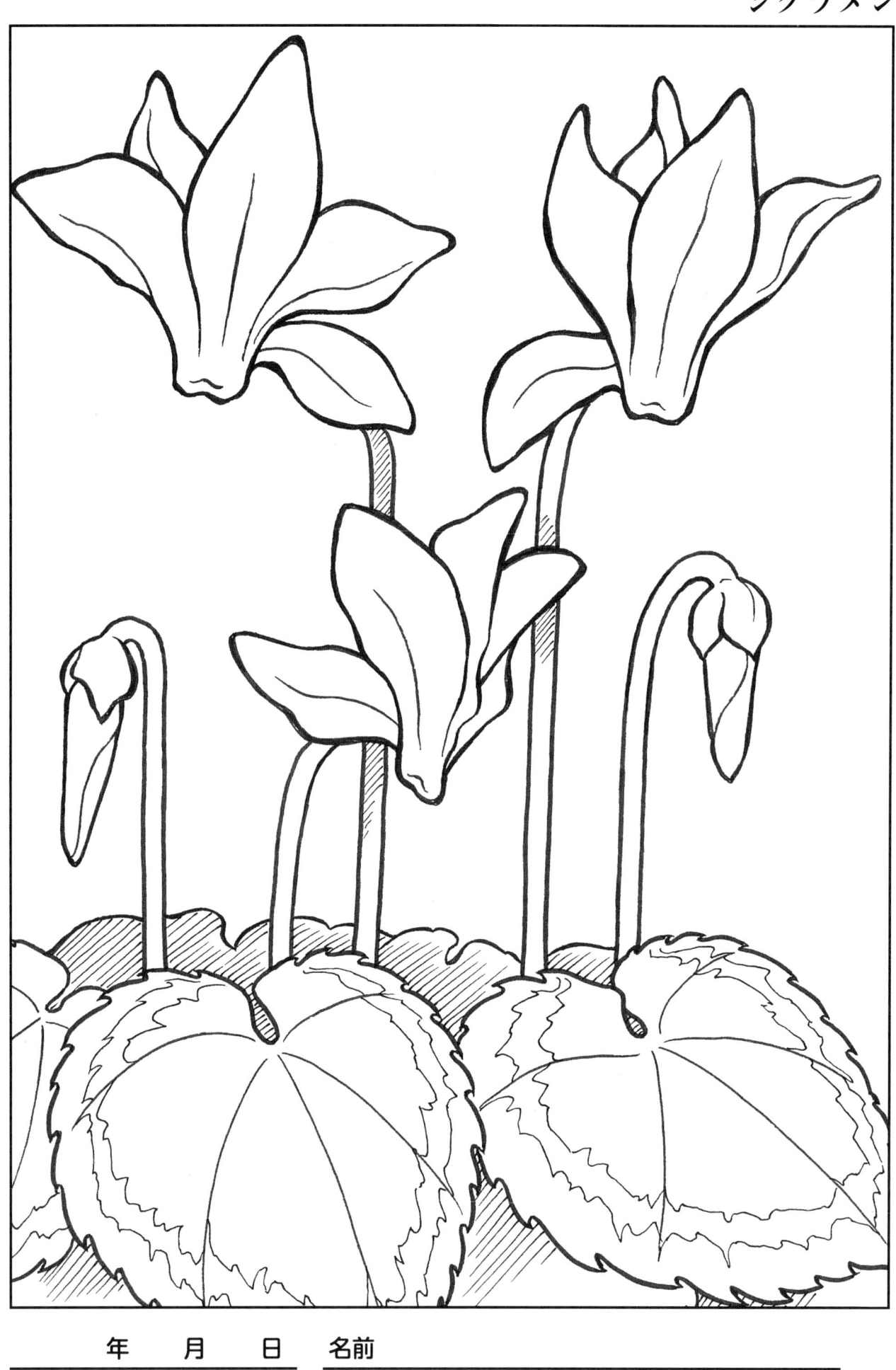

シクラメン（絵手紙）

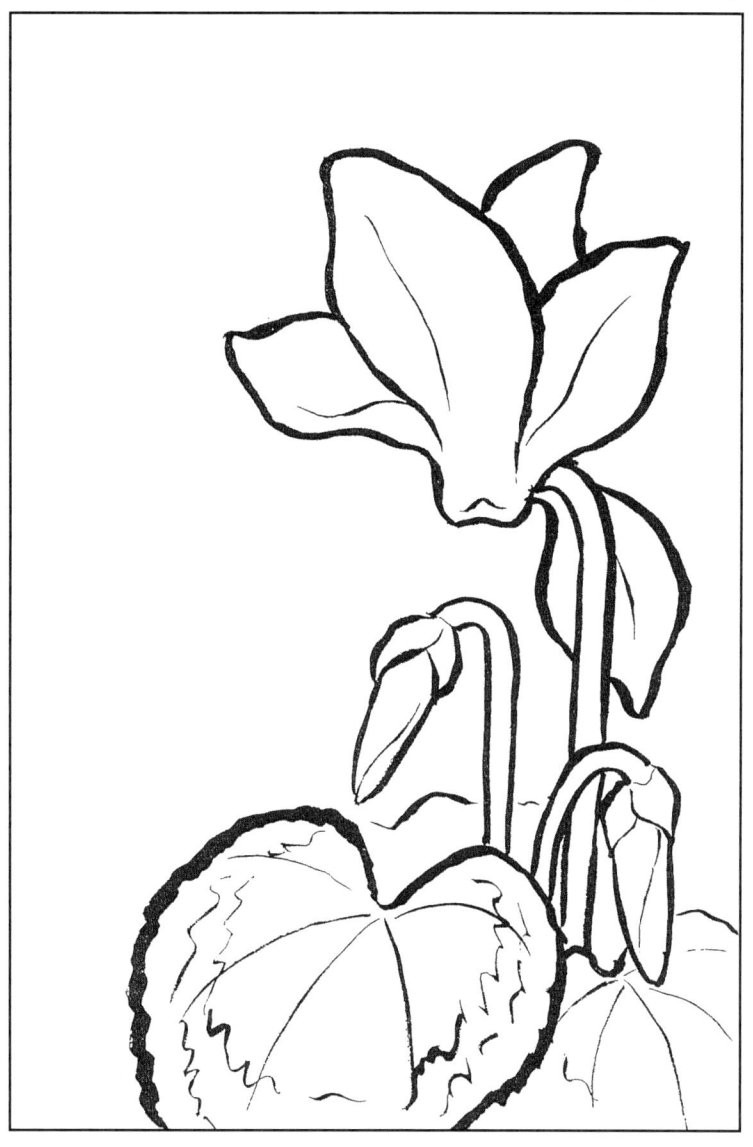

　　　年　　月　　日　　名前

シクラメン

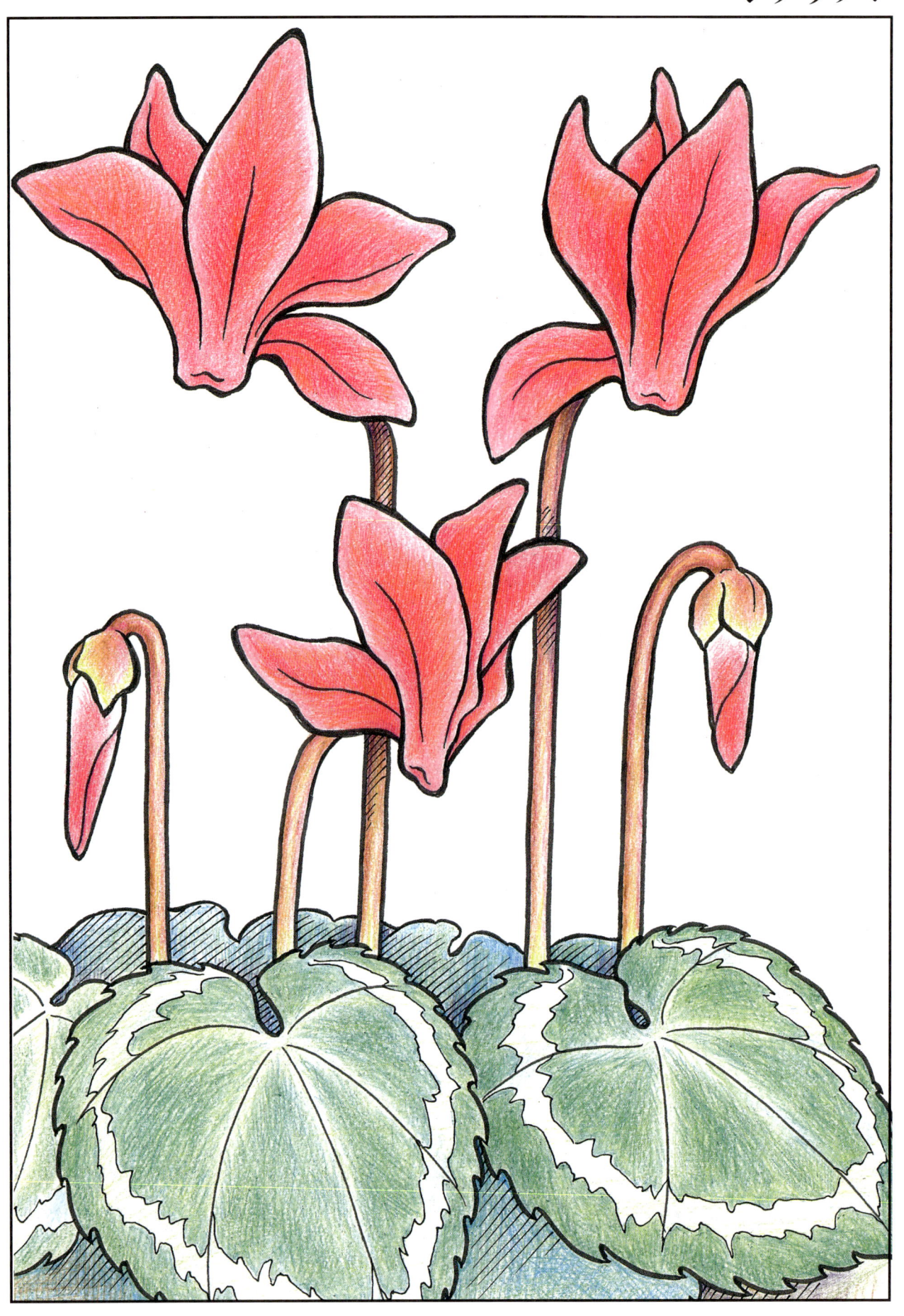

シクラメン（絵手紙）

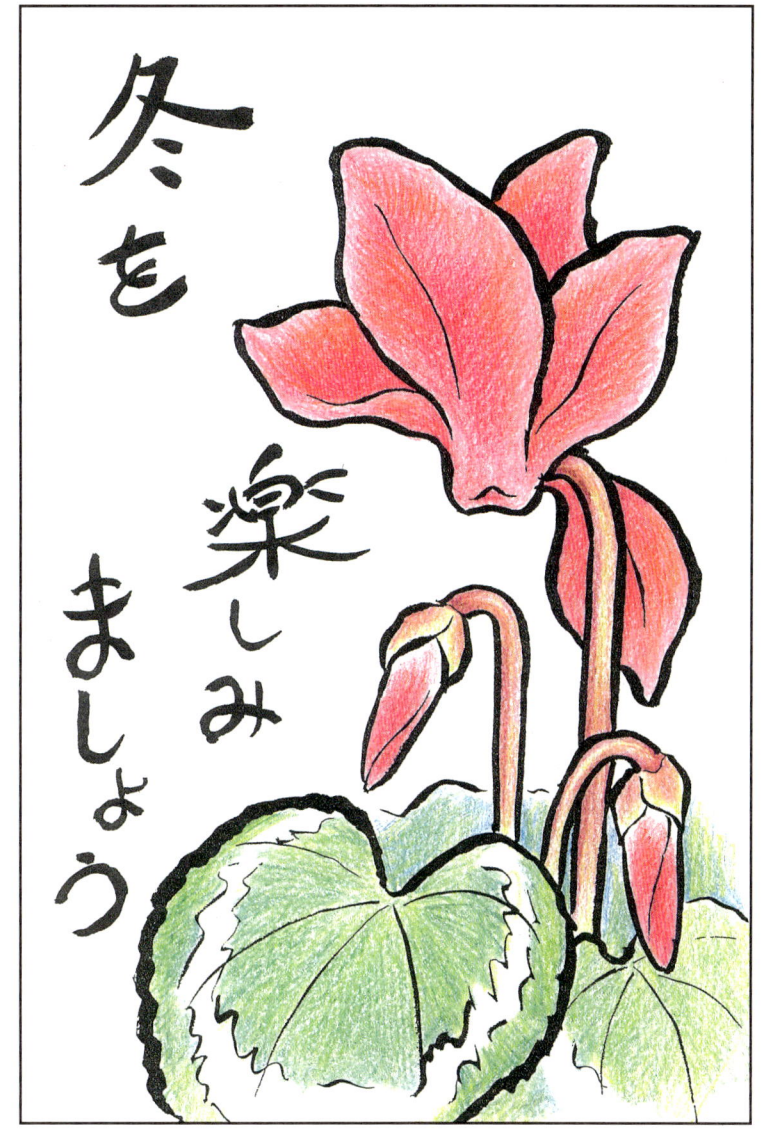

冬を楽しみましょう

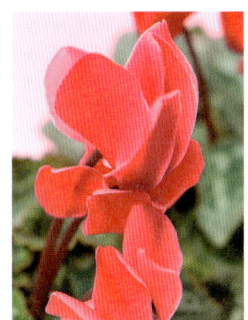

【シクラメン】
冬の代表的な園芸植物。花びらが燃え上がる炎に見えることから、「カガリビバナ」という異名もある。
開花期：11月～3月

ポインセチア

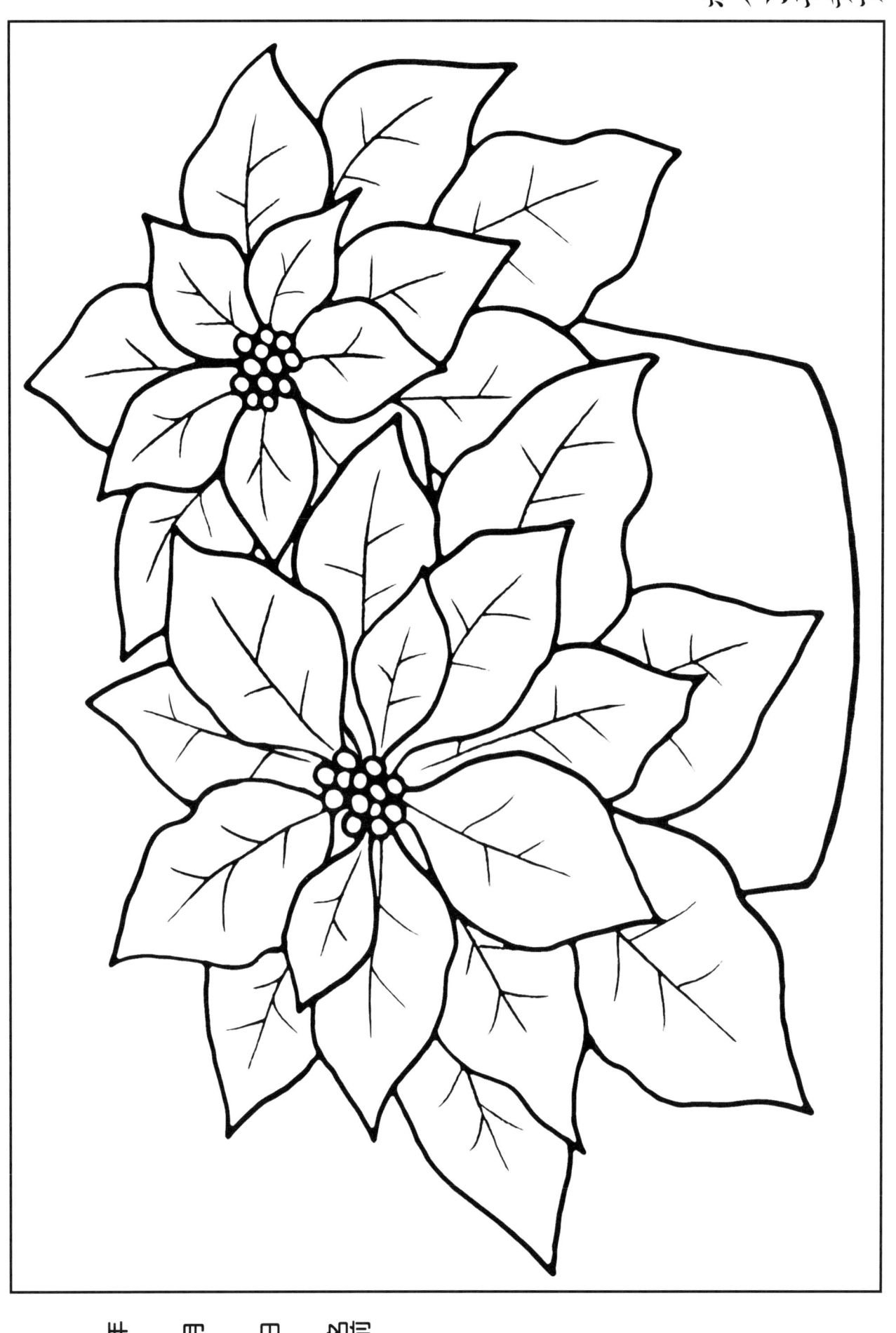

年　　月　　日　名前

ポインセチア（絵手紙）

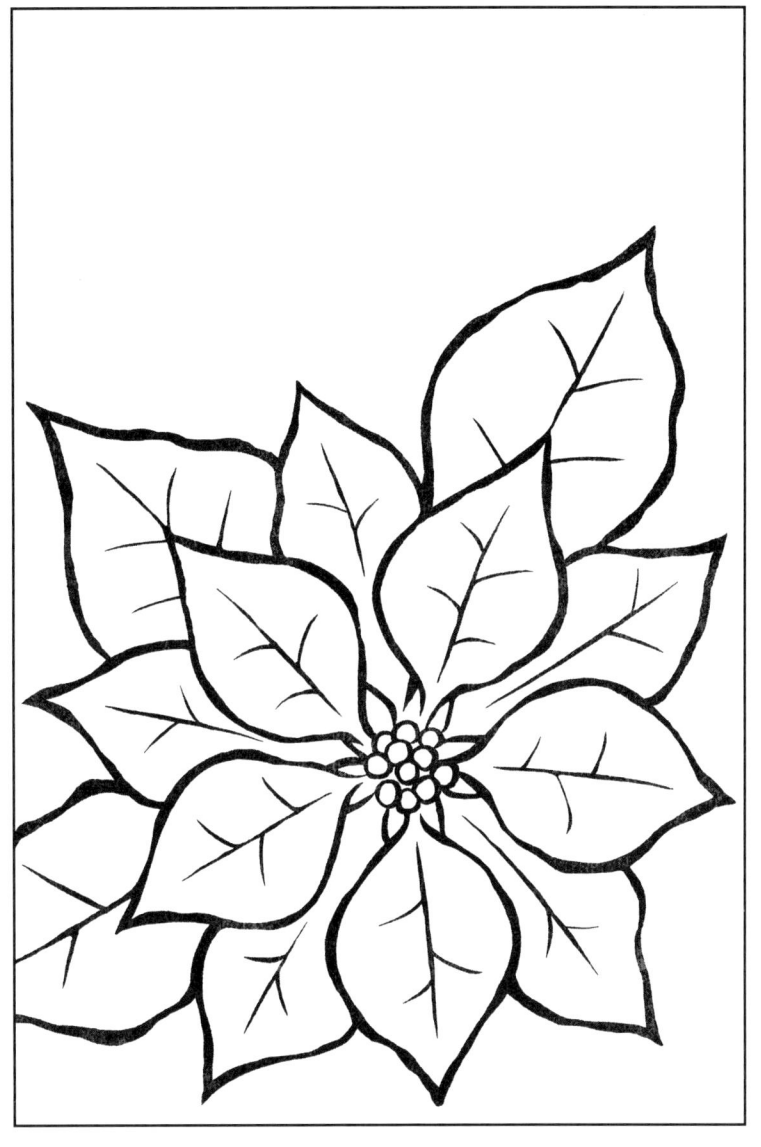

年　　月　　日　　名前

ポインセチア

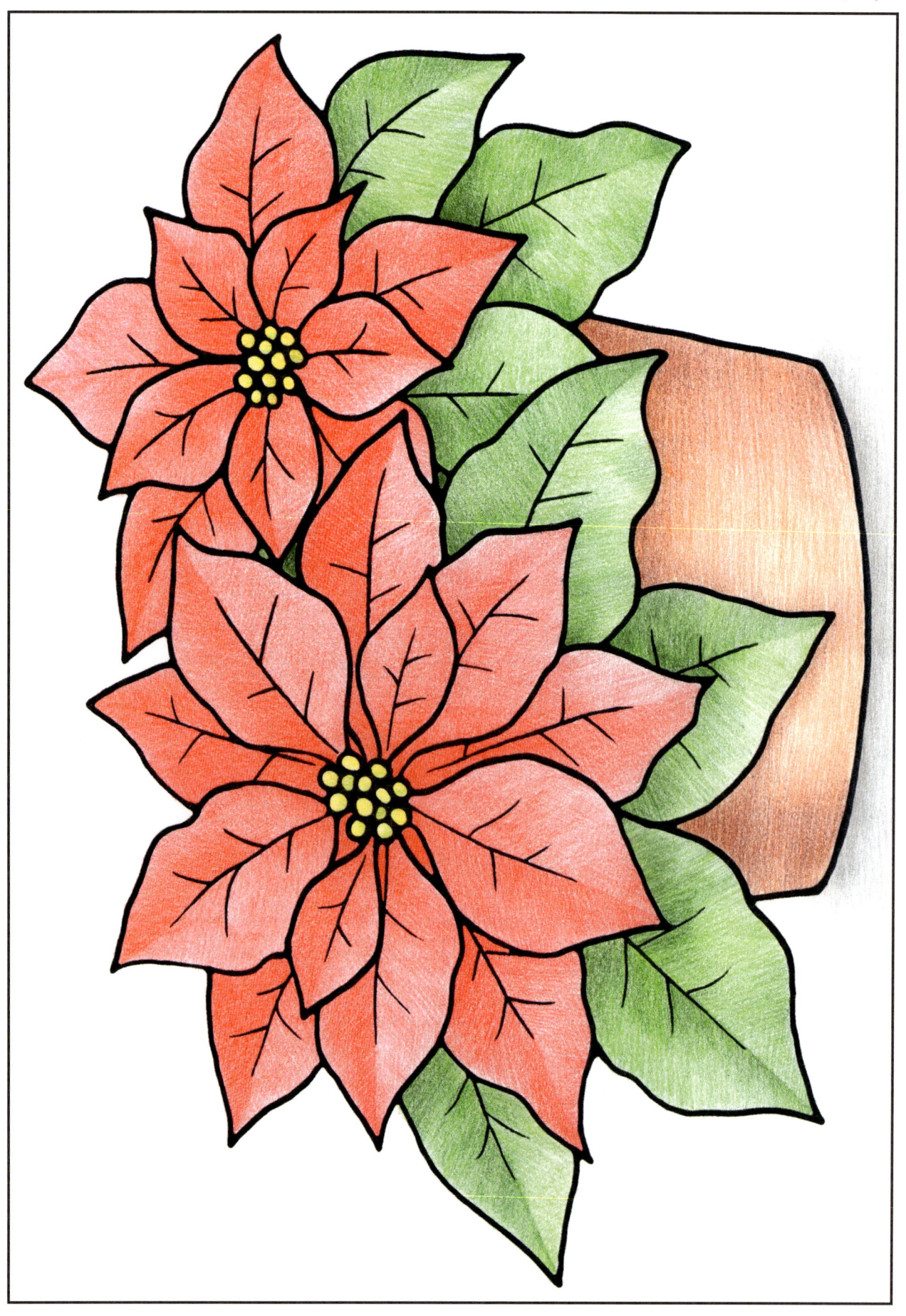

ポインセチア（絵手紙）

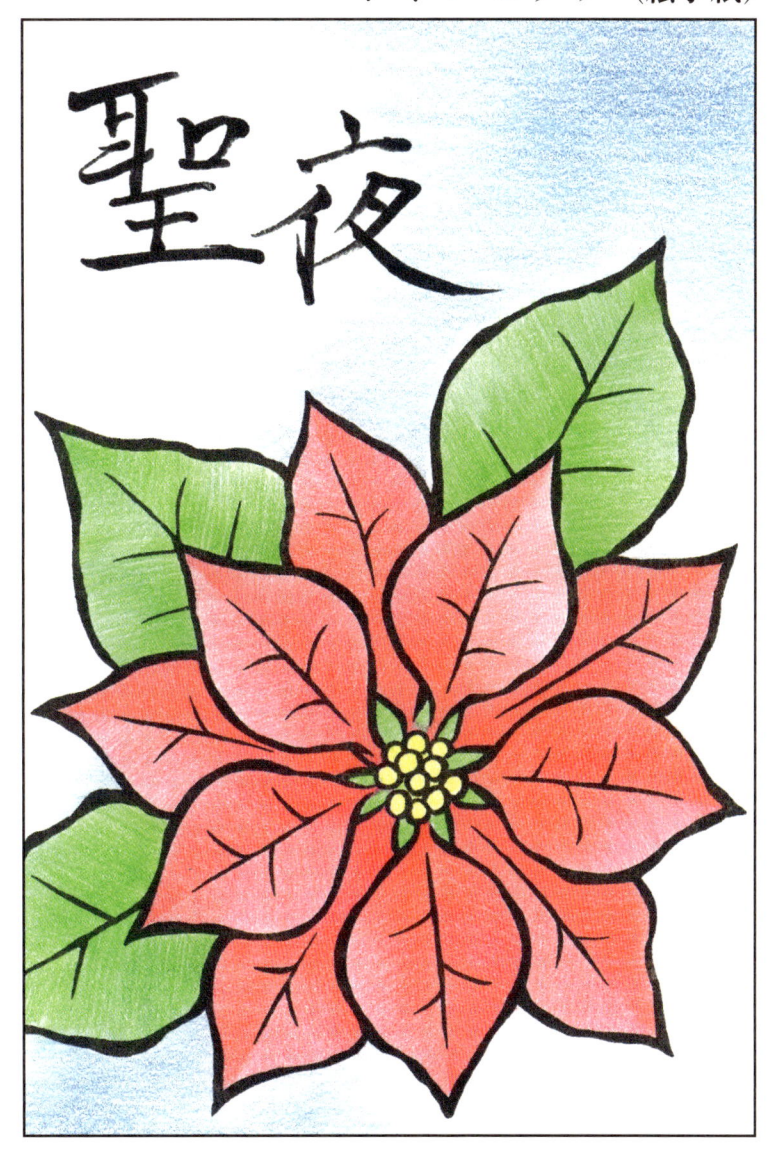

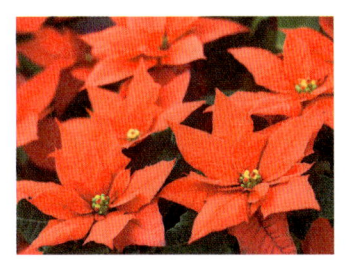

聖夜

【ポインセチア】
赤い花びらのように見える部分は、花の芽を保護する苞葉（ほうよう）という葉っぱ。茎の先に小さな蕾がつくと、次第に苞葉は色づく。
開花期：11月〜2月

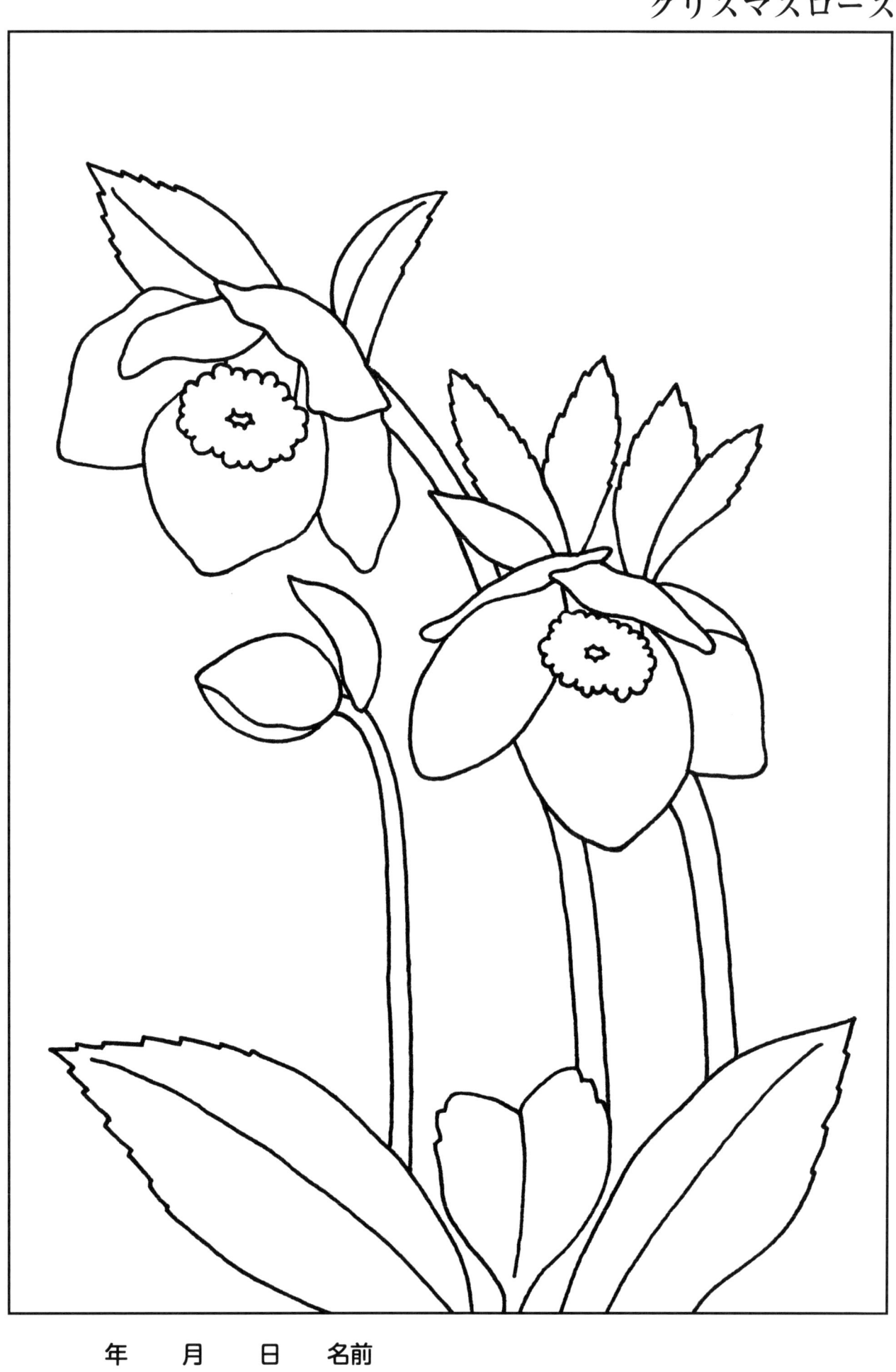

クリスマスローズ

年　　月　　日　　名前

脳トレ・介護予防に役立つ やさしいぬり絵　秋冬の花編　40

クリスマスローズ（絵手紙）

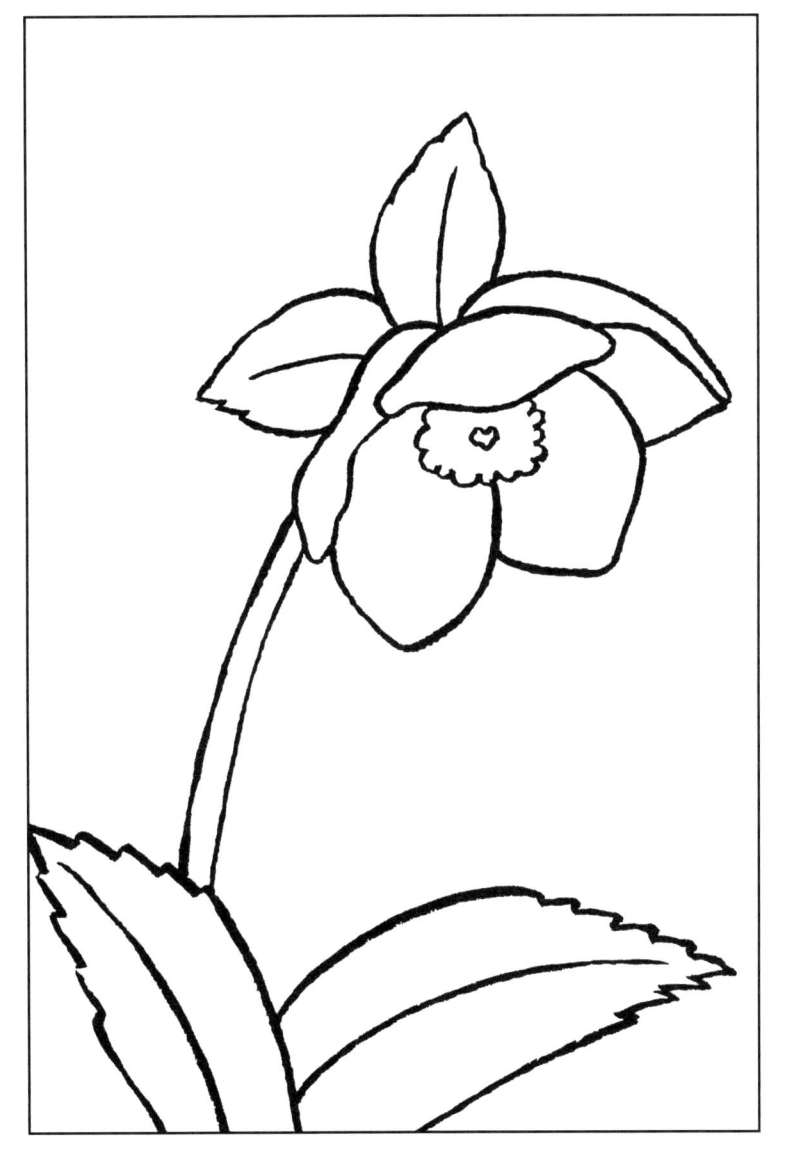

　　年　　月　　日　　名前

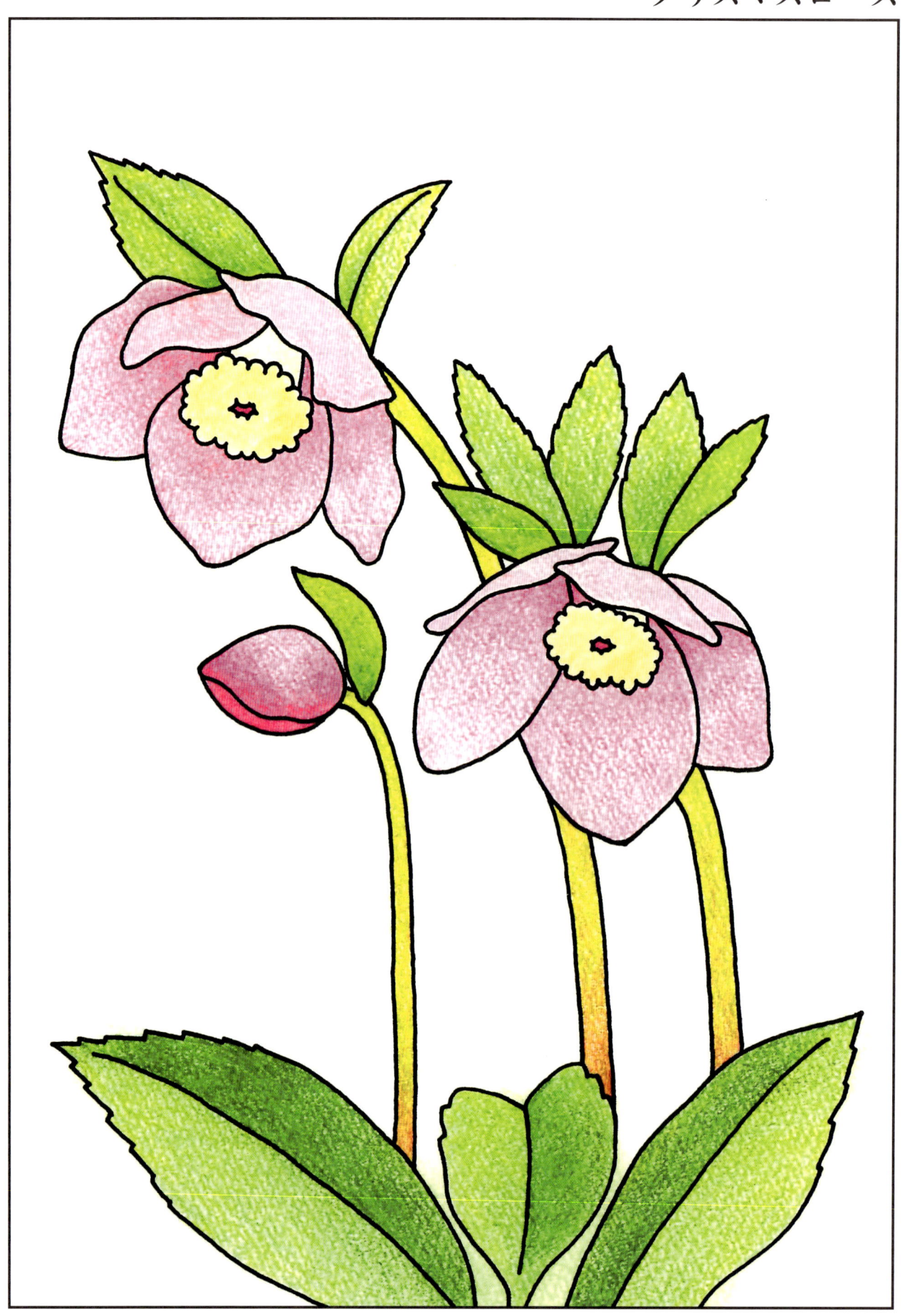

クリスマスローズ

クリスマスローズ（絵手紙）

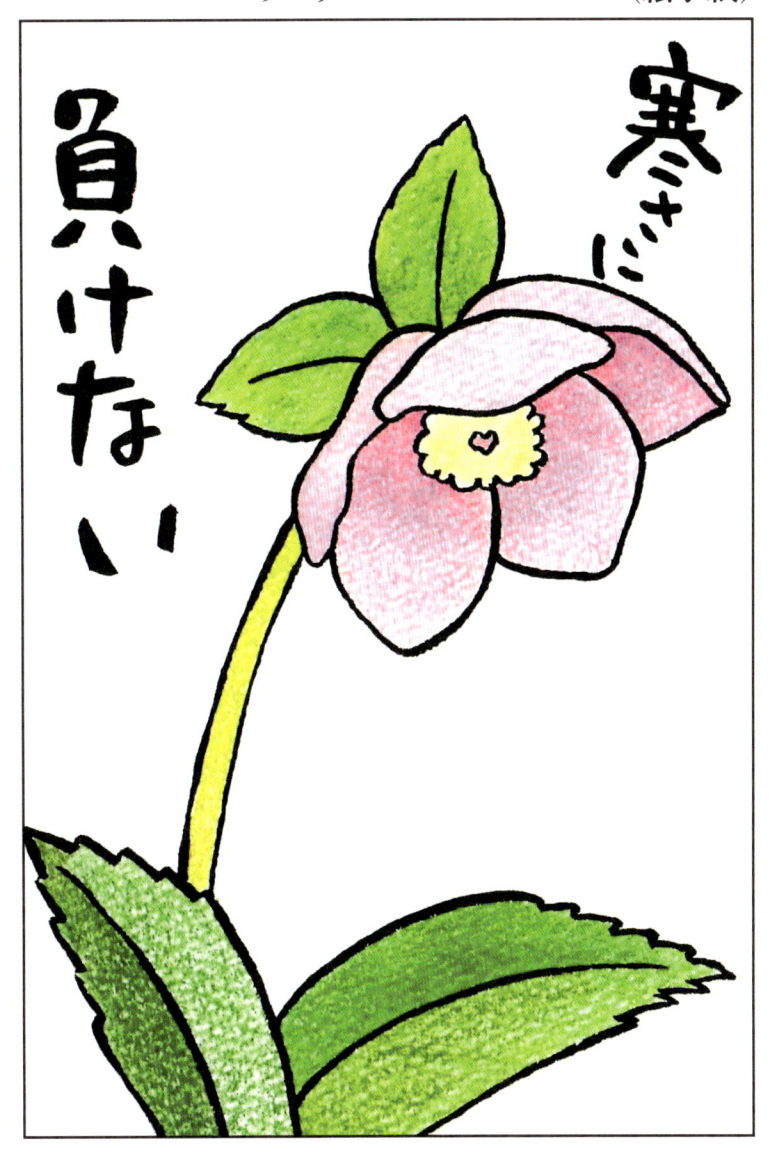

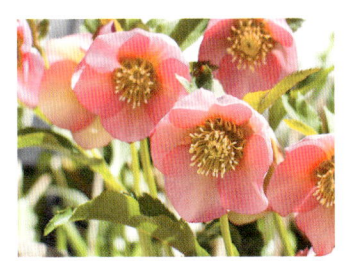

寒さに負けない

【クリスマスローズ】
12月のクリスマスの時期にバラに似た花を咲かせることから名付けられた。
うつむくように咲く姿が特徴。
開花期：12月〜4月

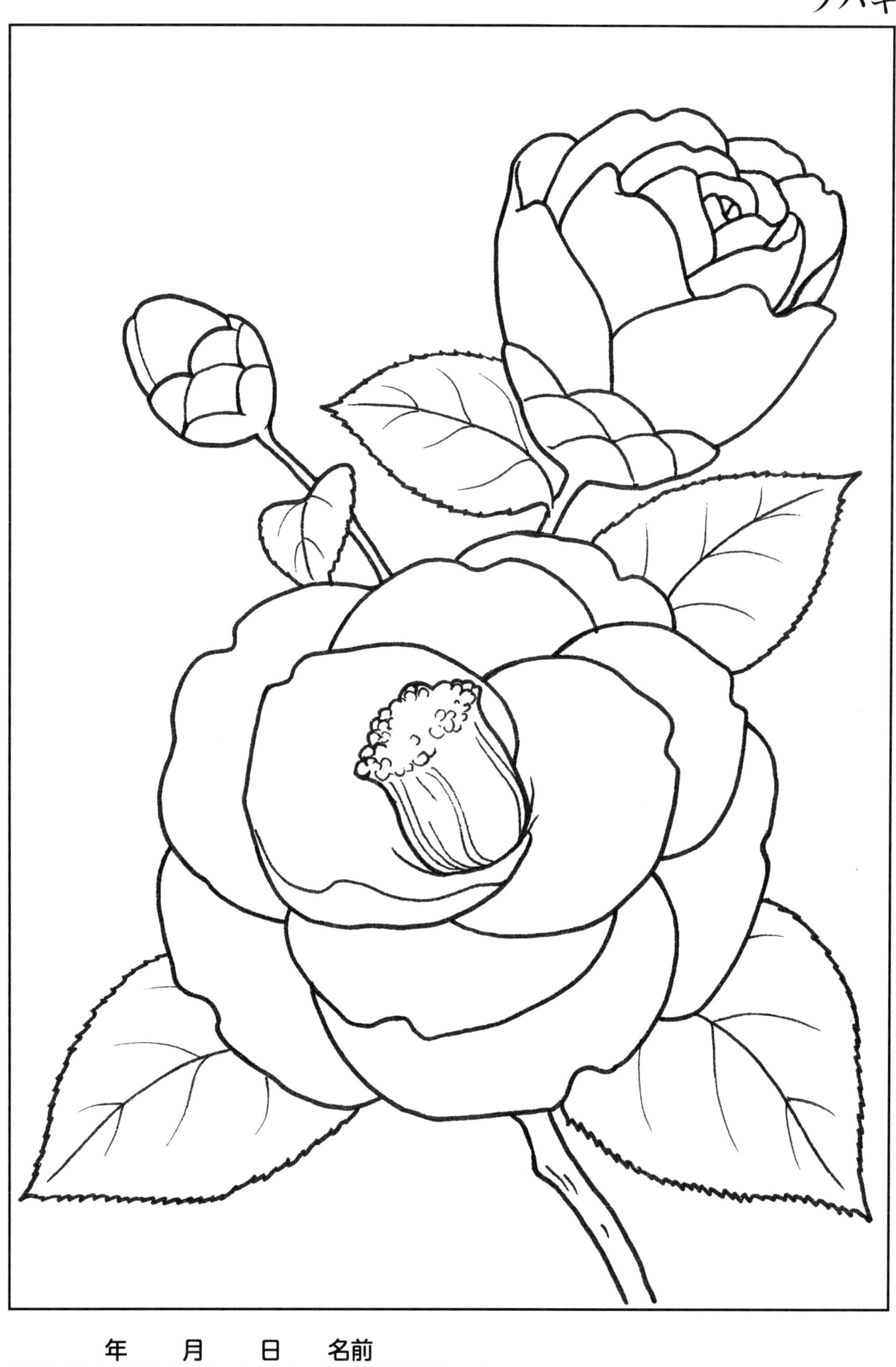

ツバキ

年　　月　　日　　名前

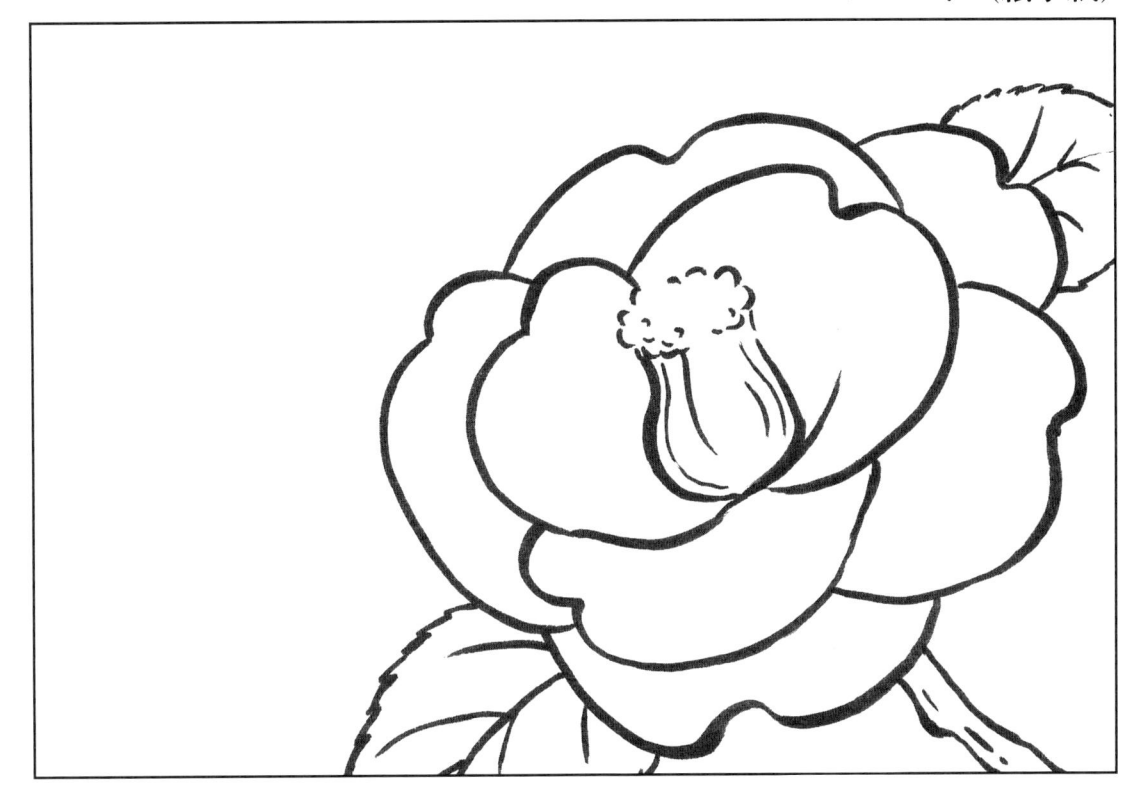

ツバキ（絵手紙）

年　　月　　日　　名前

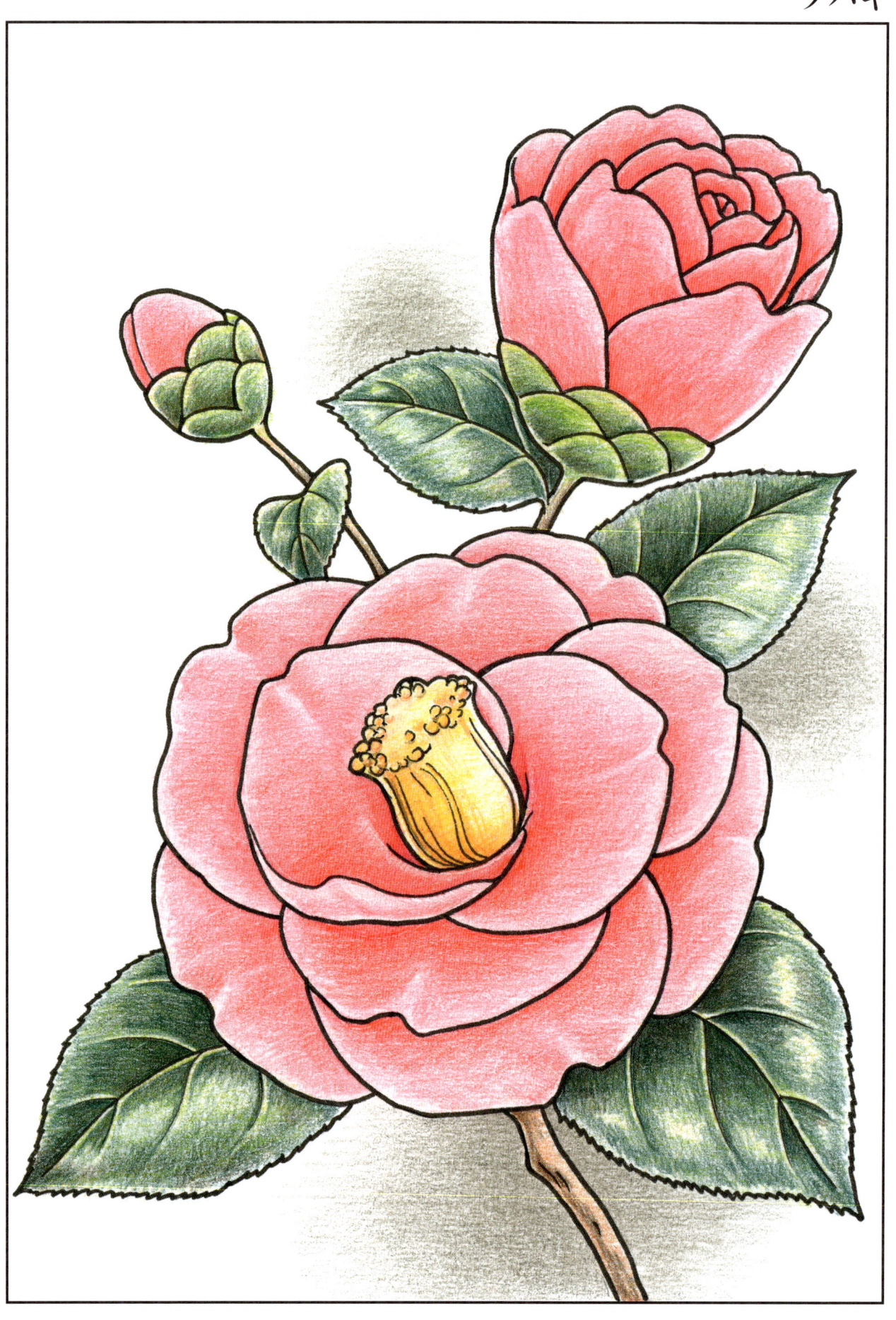

ツバキ

ツバキ（絵手紙）

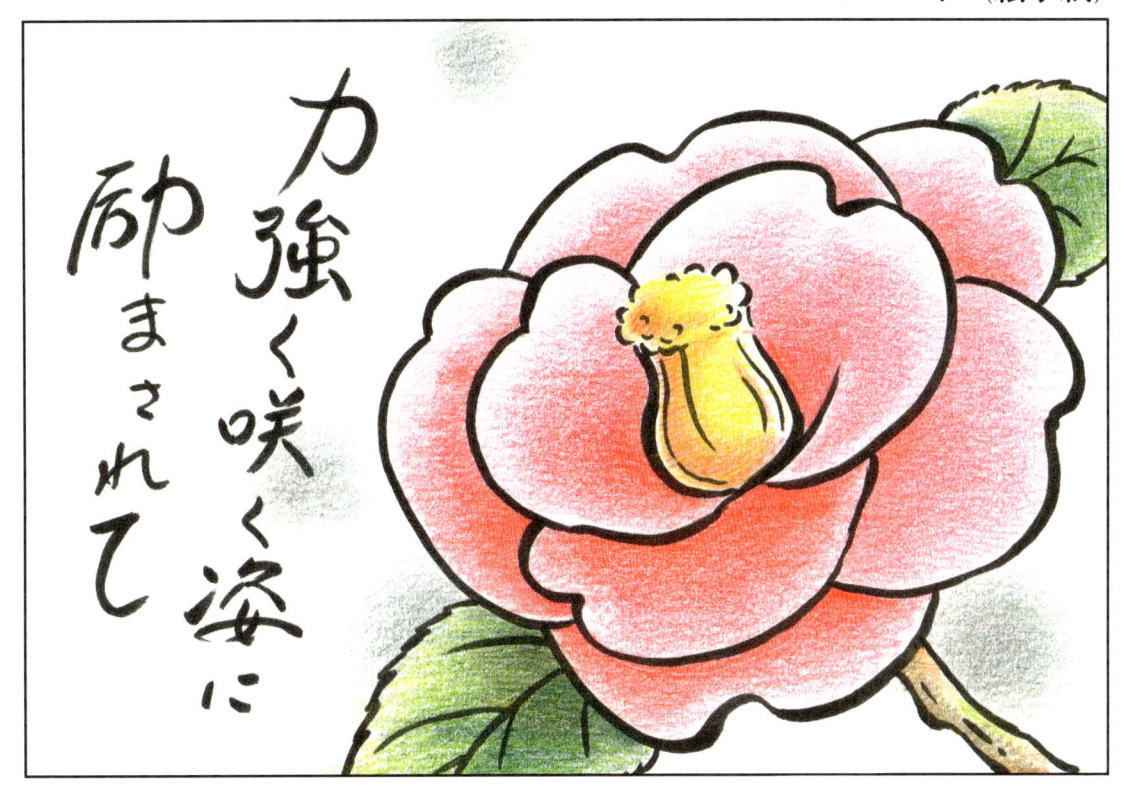

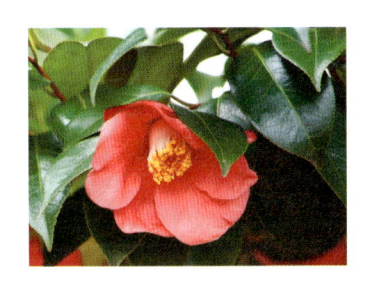

力強く咲く姿に励まされて

【ツバキ（椿）】
古くから日本人に愛されている花。茶花として愛好されて多くの園芸品種が生まれた。種子からは椿油が採れる。
開花期：1月〜4月

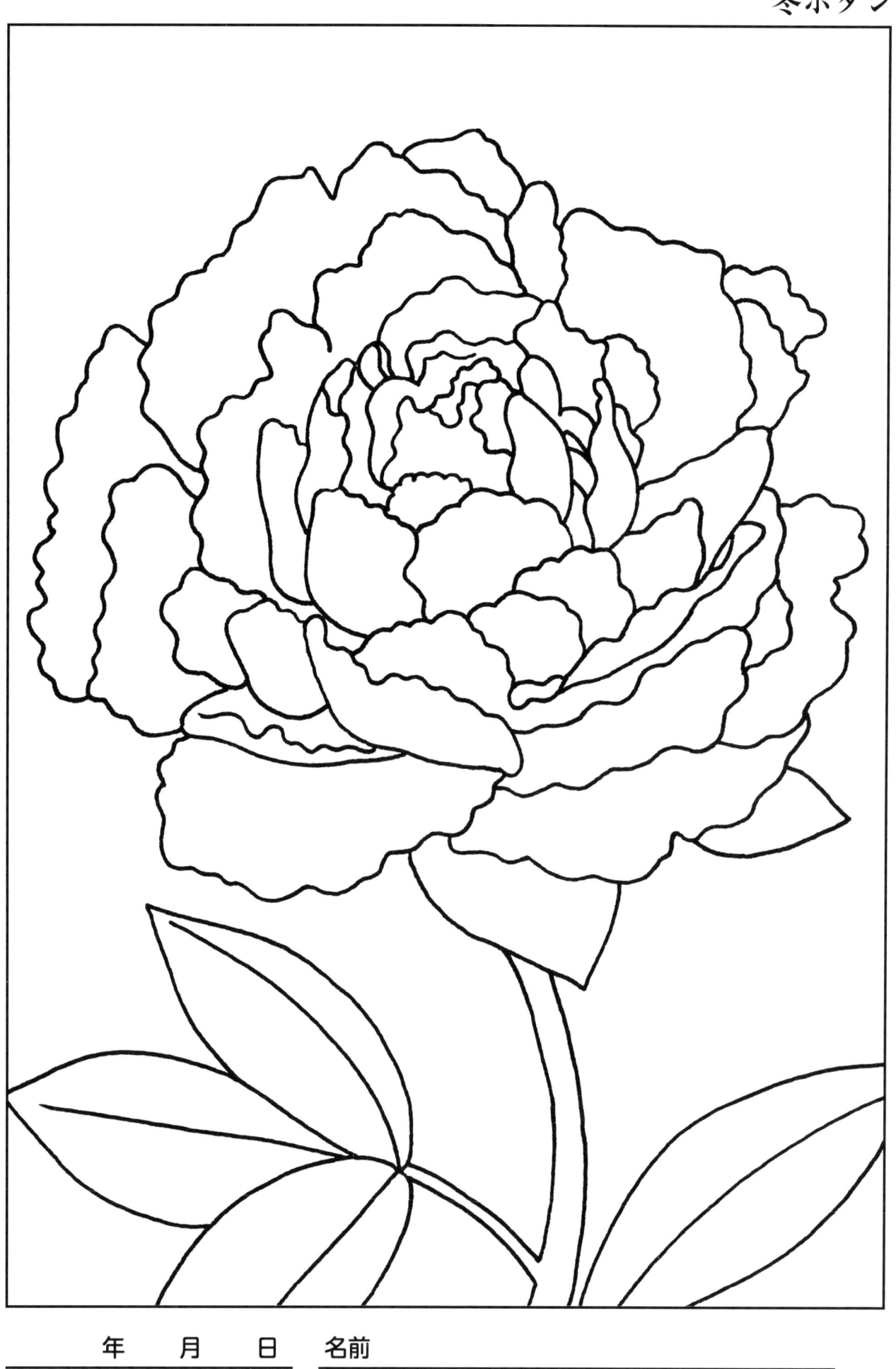

冬ボタン

年　　月　　日　　名前

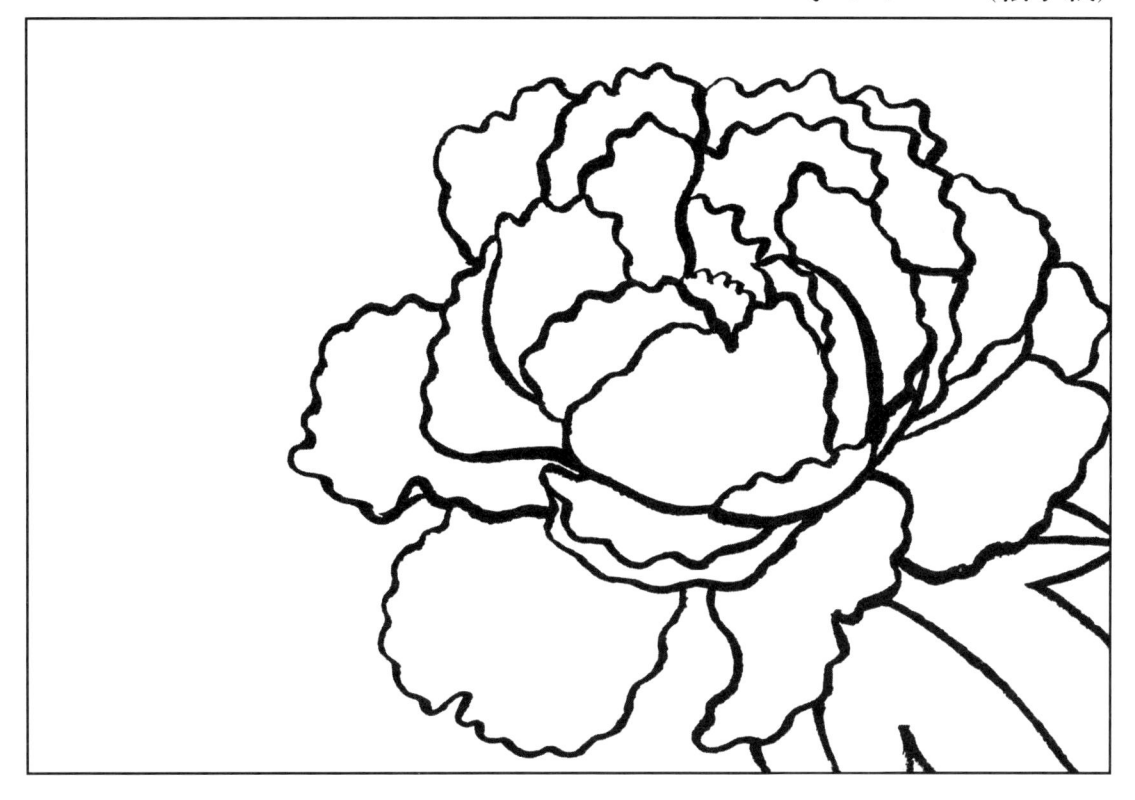

冬ボタン（絵手紙）

　　　年　　月　　日　　名前

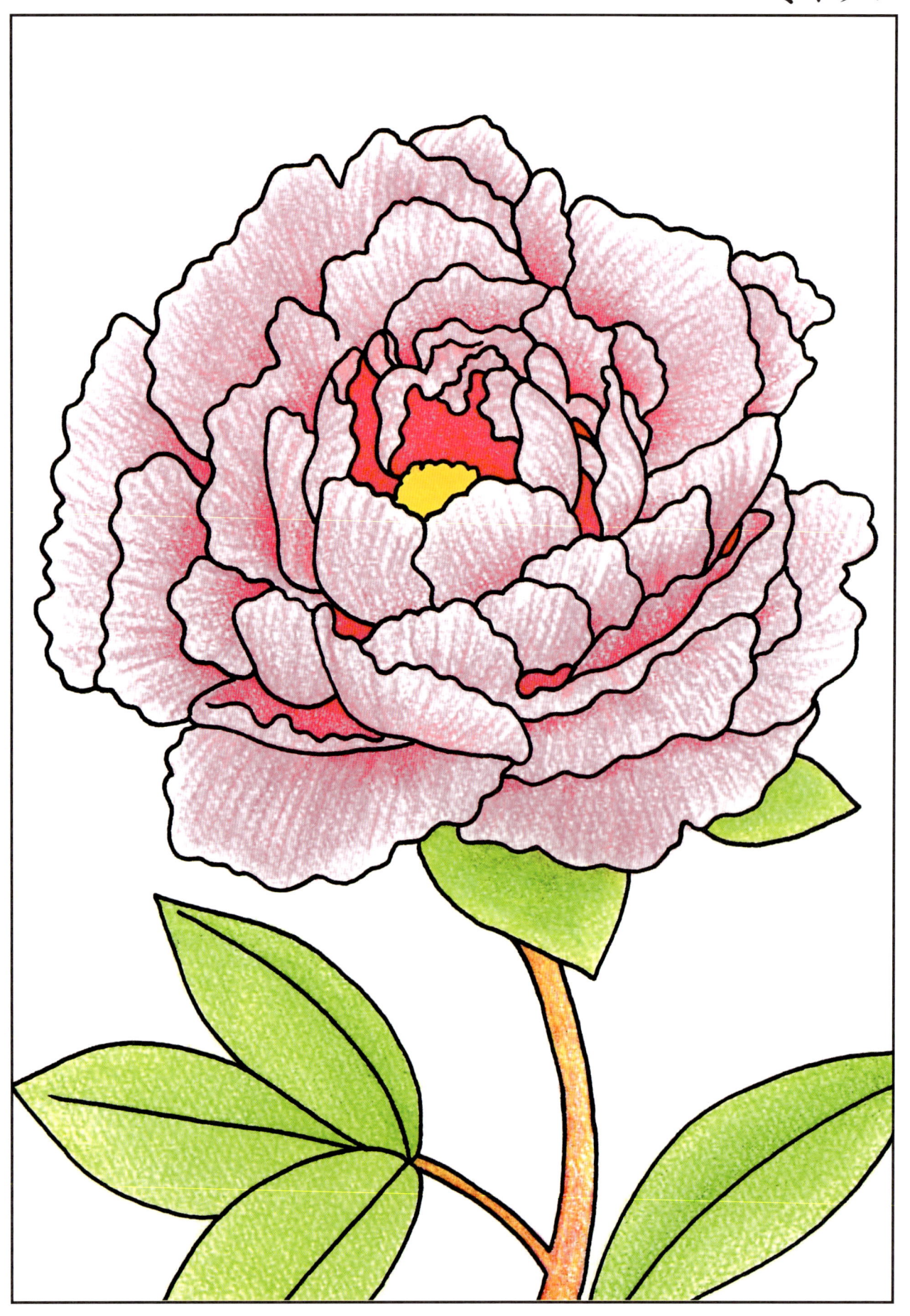

冬ボタン

冬ボタン（絵手紙）

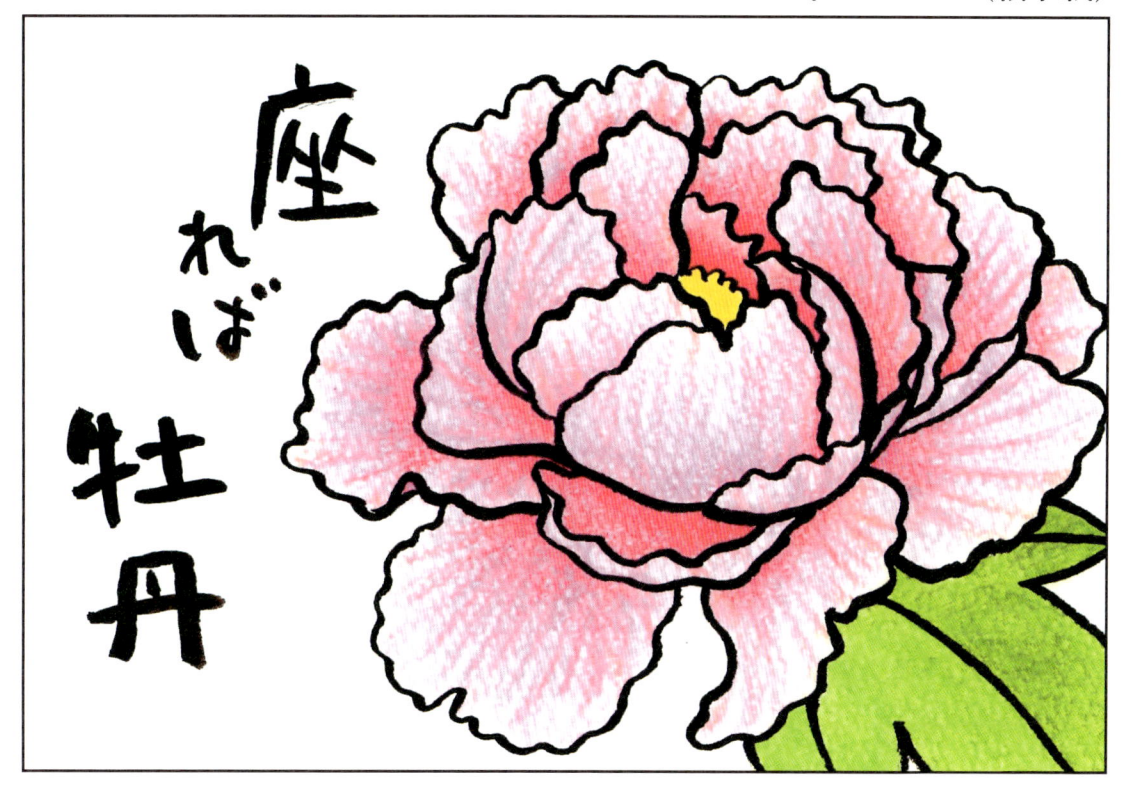

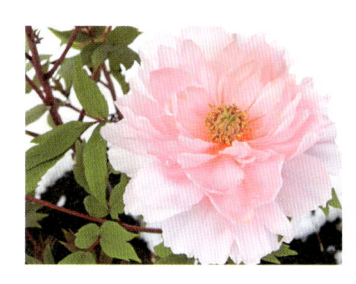

座れば牡丹

【冬ボタン（冬牡丹）】
春ボタンを囲い、寒さを防ぎながら育て、冬に開花させたもの。大輪の花を咲かせるボタンは「百花の王」という異名をもつ。
開花期：1月～2月

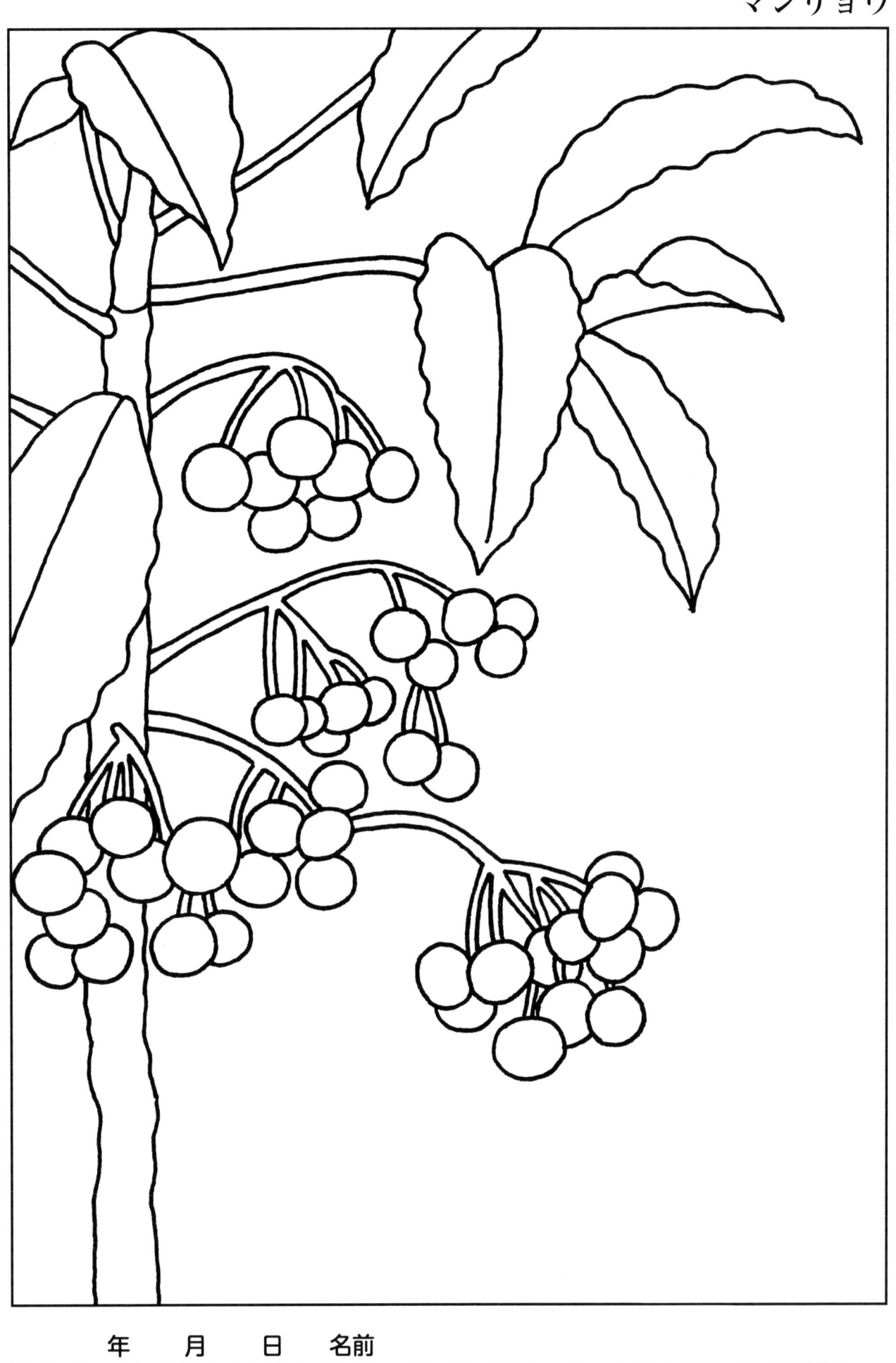

マンリョウ

マンリョウ（絵手紙）

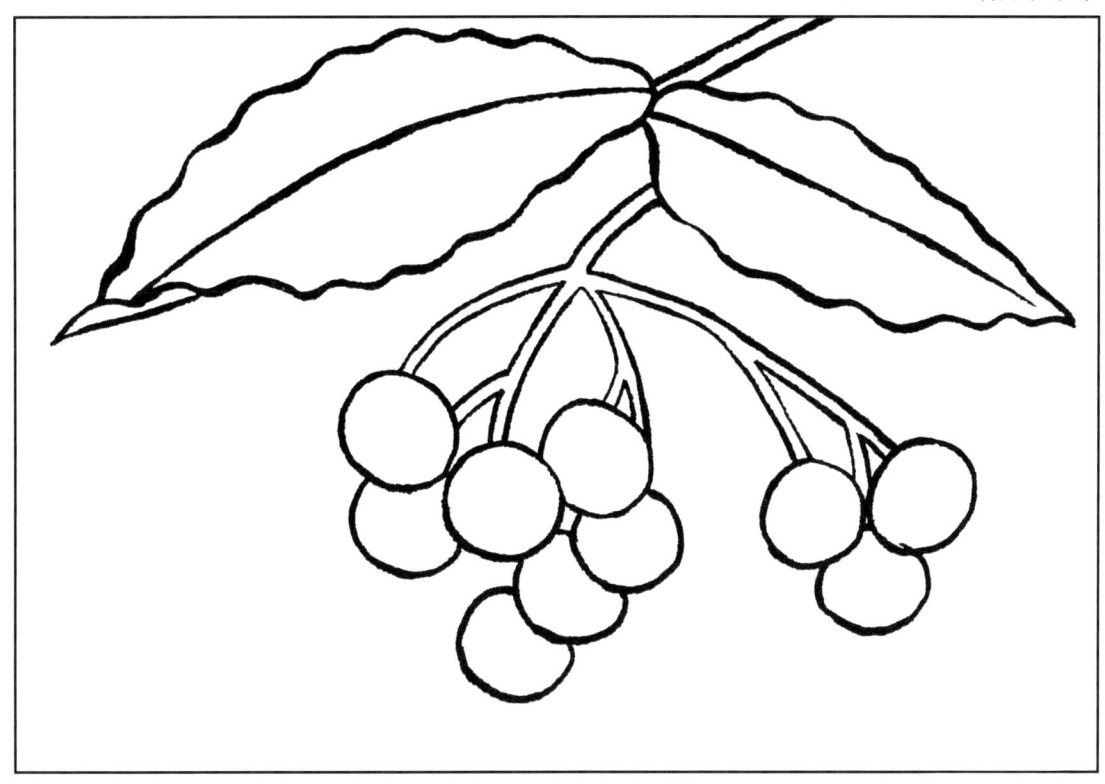

年　　月　　日　　名前

マンリョウ

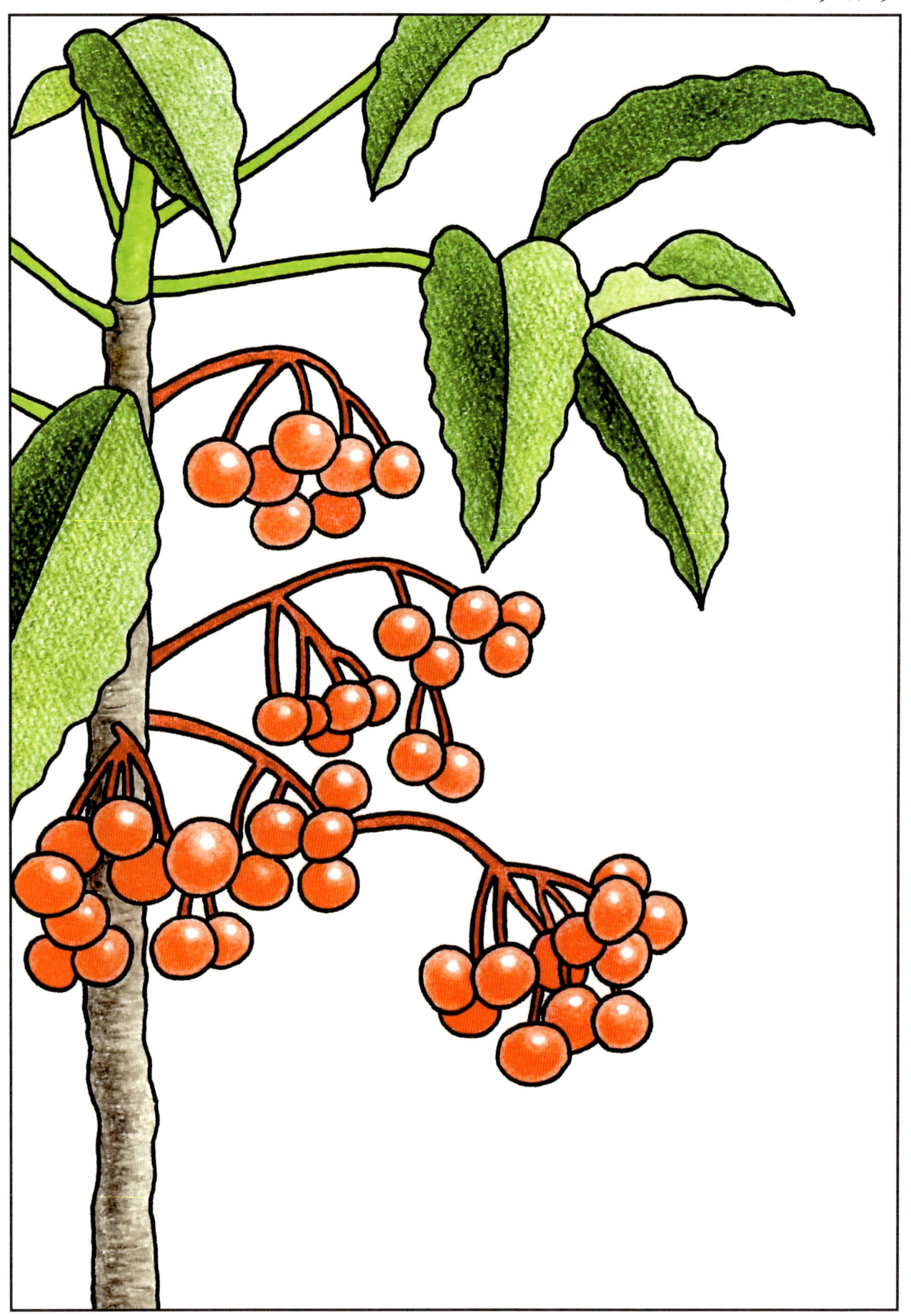

マンリョウ（絵手紙）

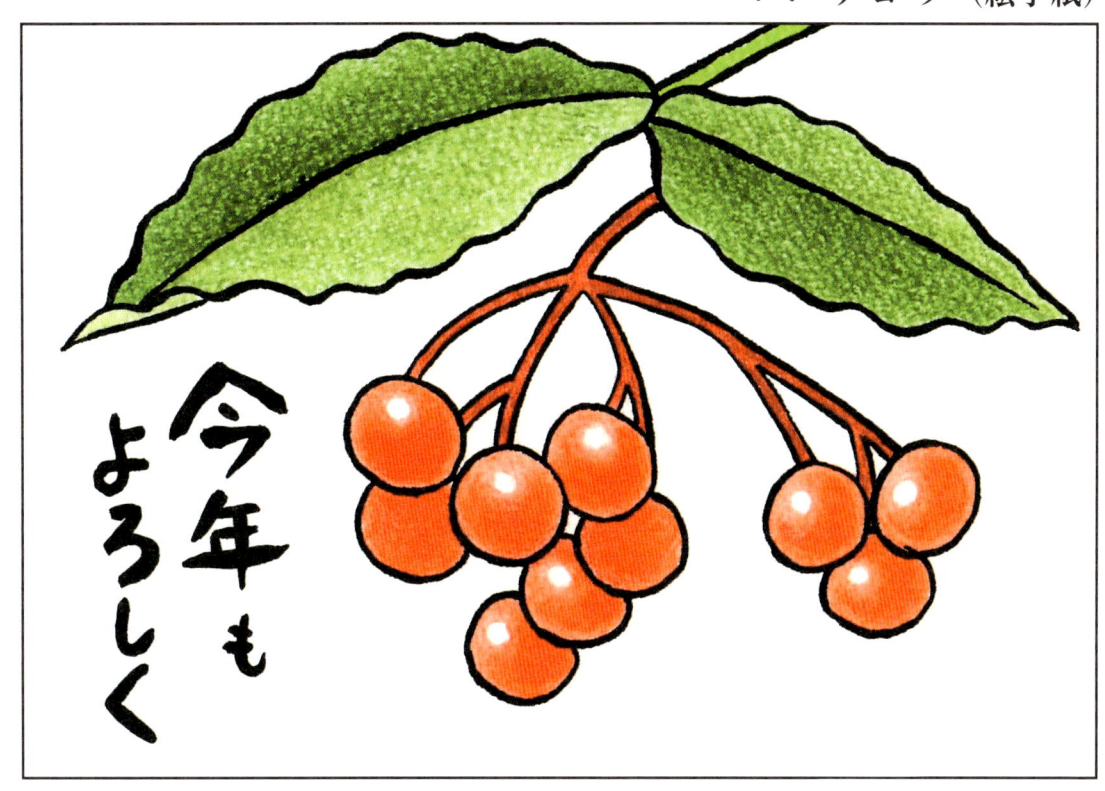

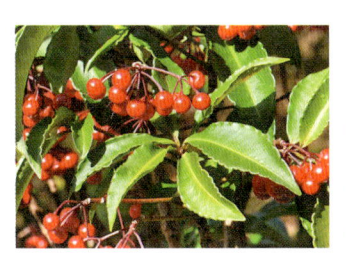

今年もよろしく

【マンリョウ（万両）】
おめでたい名前の縁起をかついで、「センリョウ」などとともに正月に飾られる。葉の下に垂れるようにして赤い実がなるのが特徴。
開花期：11月頃から赤い実が熟す

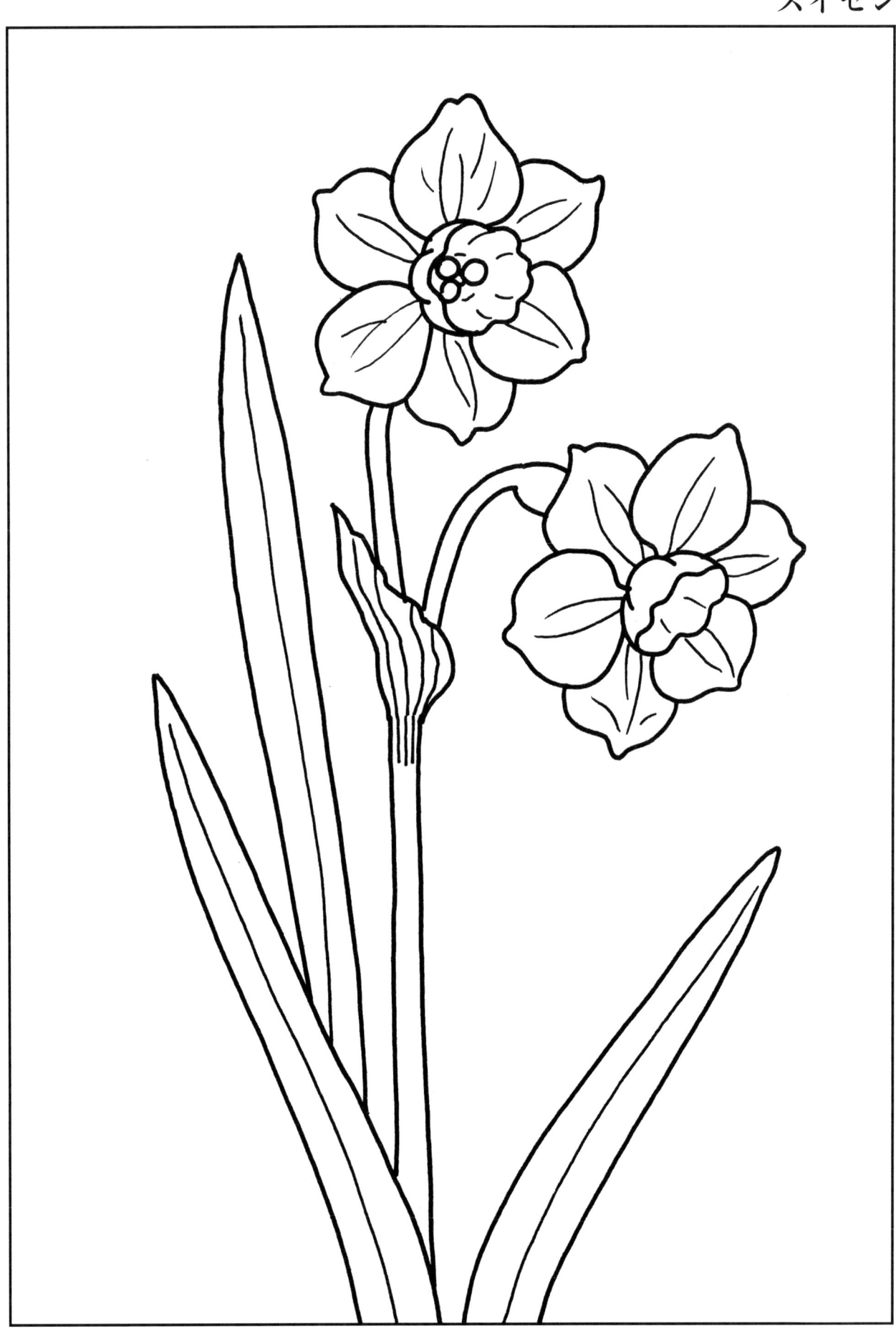

スイセン

年　　月　　日　　名前

スイセン（絵手紙）

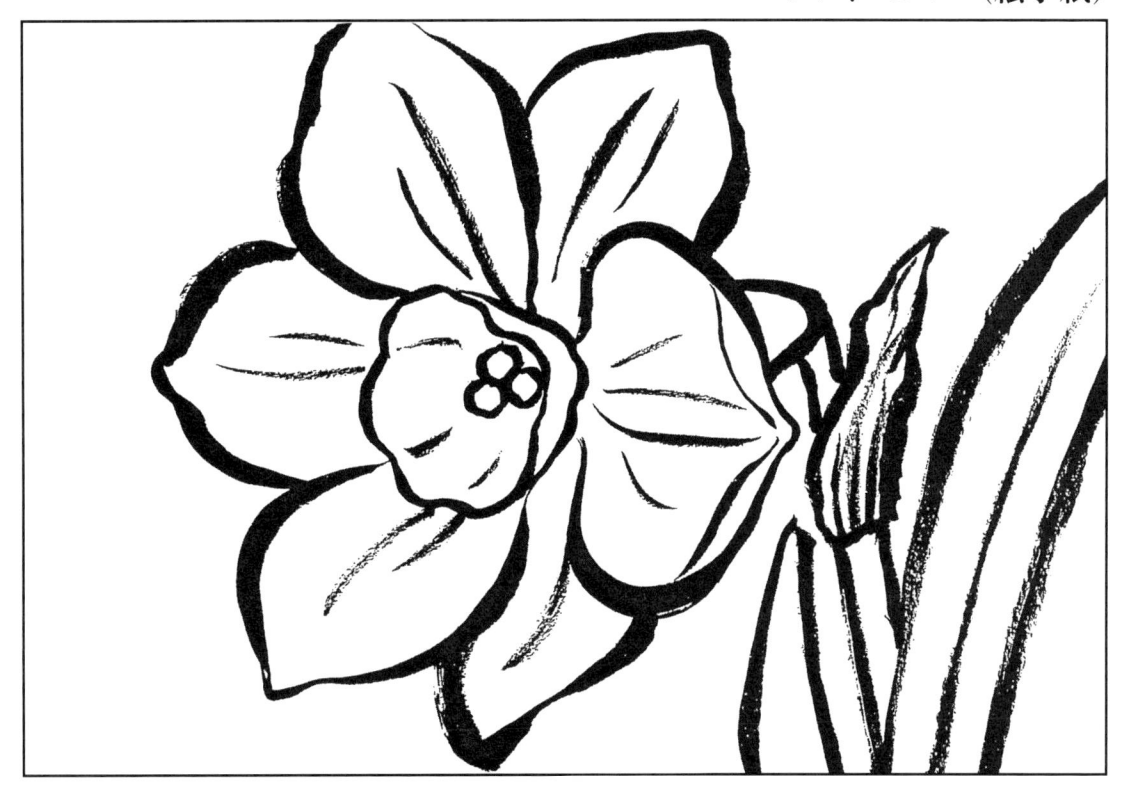

　　　年　　月　　日　　名前

スイセン

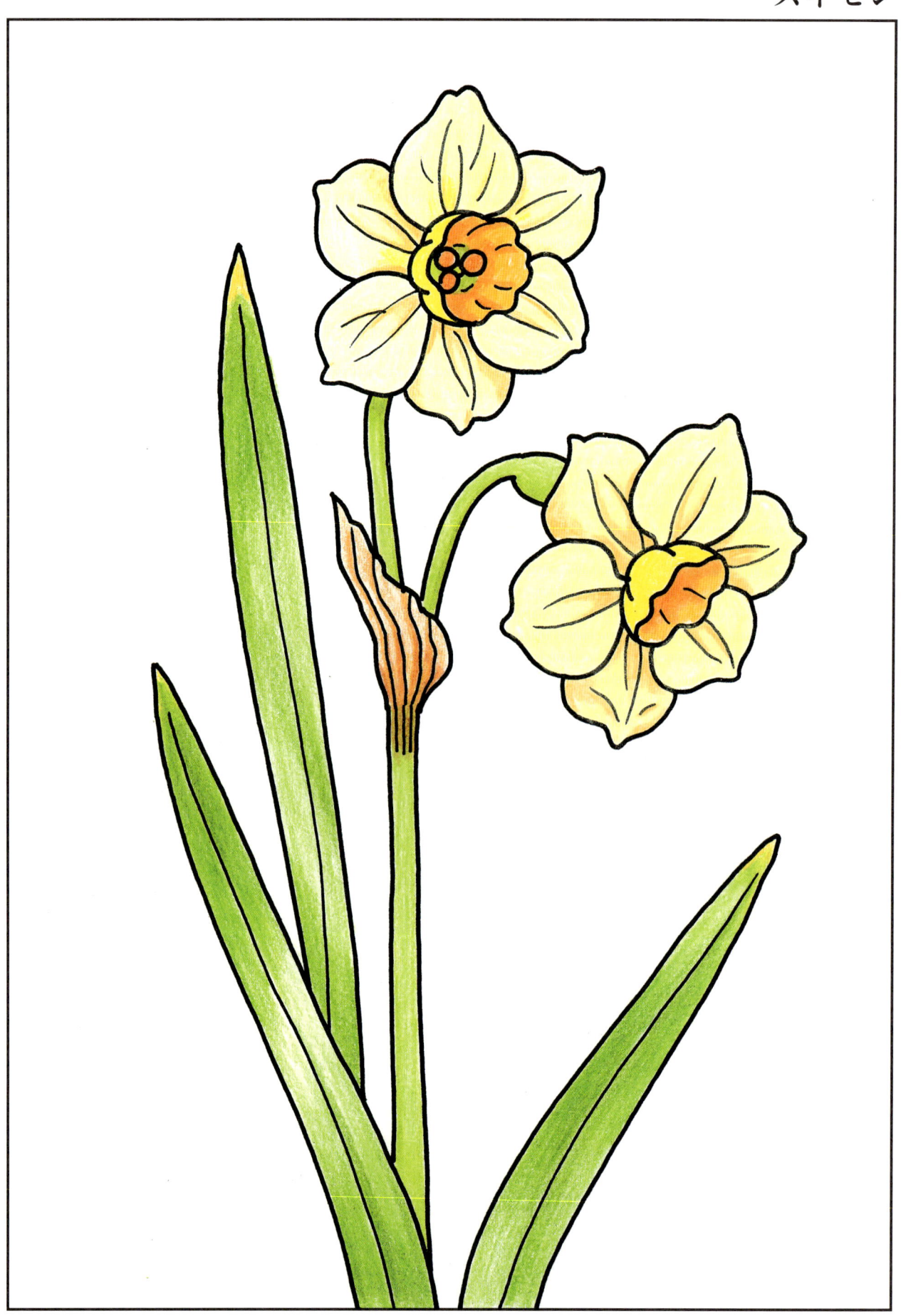

スイセン（絵手紙）

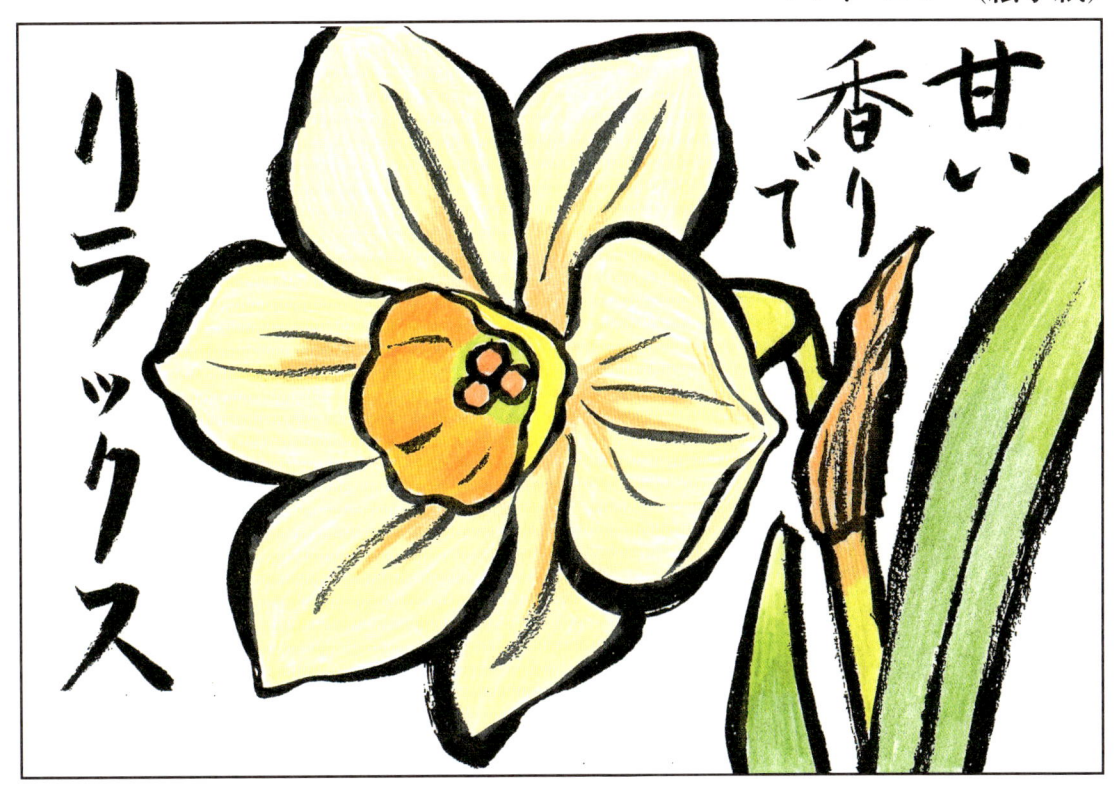

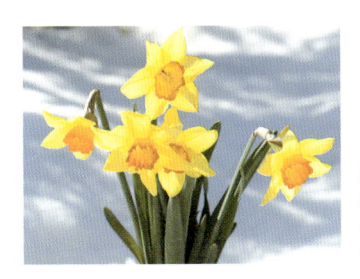

甘い香りでリラックス

【スイセン（水仙）】
花の少ない真冬に咲く貴重な花。雪の中でも花を咲かせることから「雪中花（せっちゅうか）」の異名をもつ。芳香性が高く、甘い香りを放つ。
開花期：1月～4月

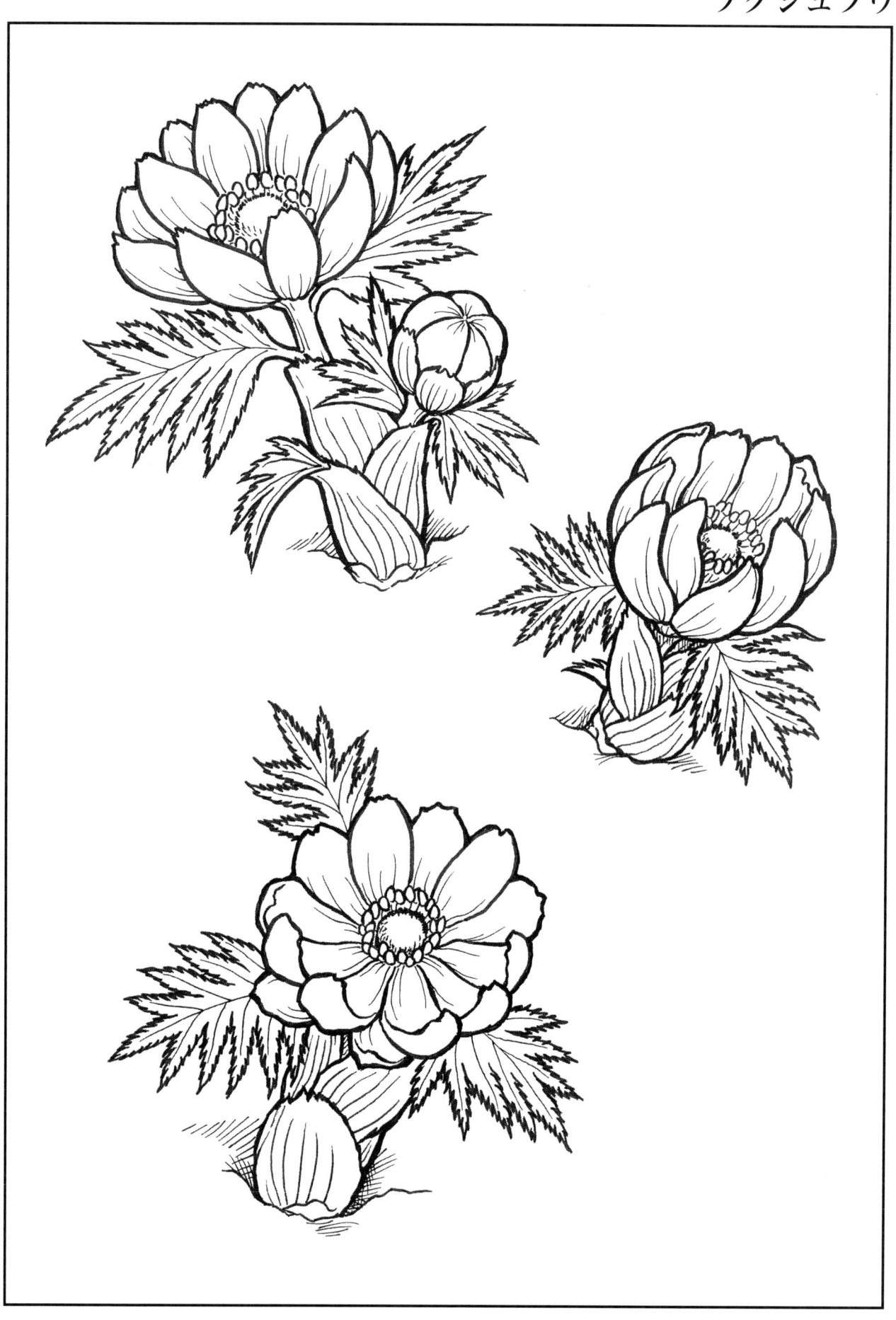

フクジュソウ

年　　月　　日　　名前

フクジュソウ（絵手紙）

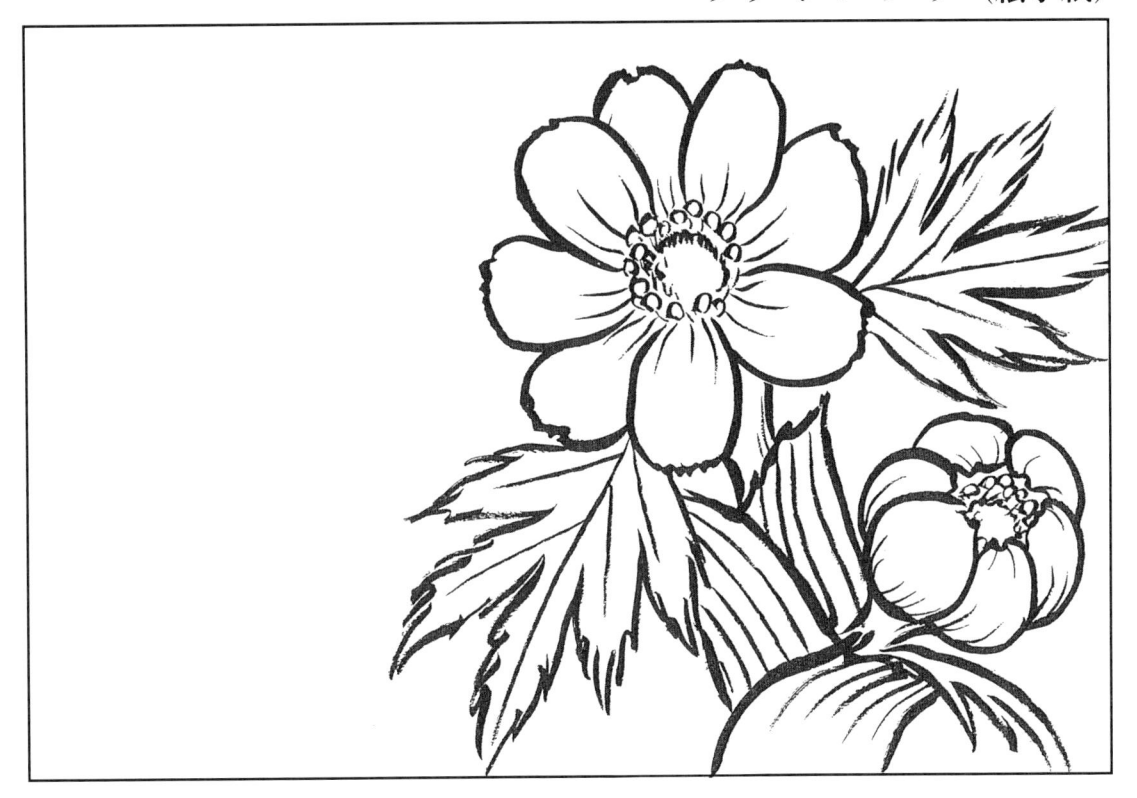

_____ 年   月   日   名前 _____

フクジュソウ

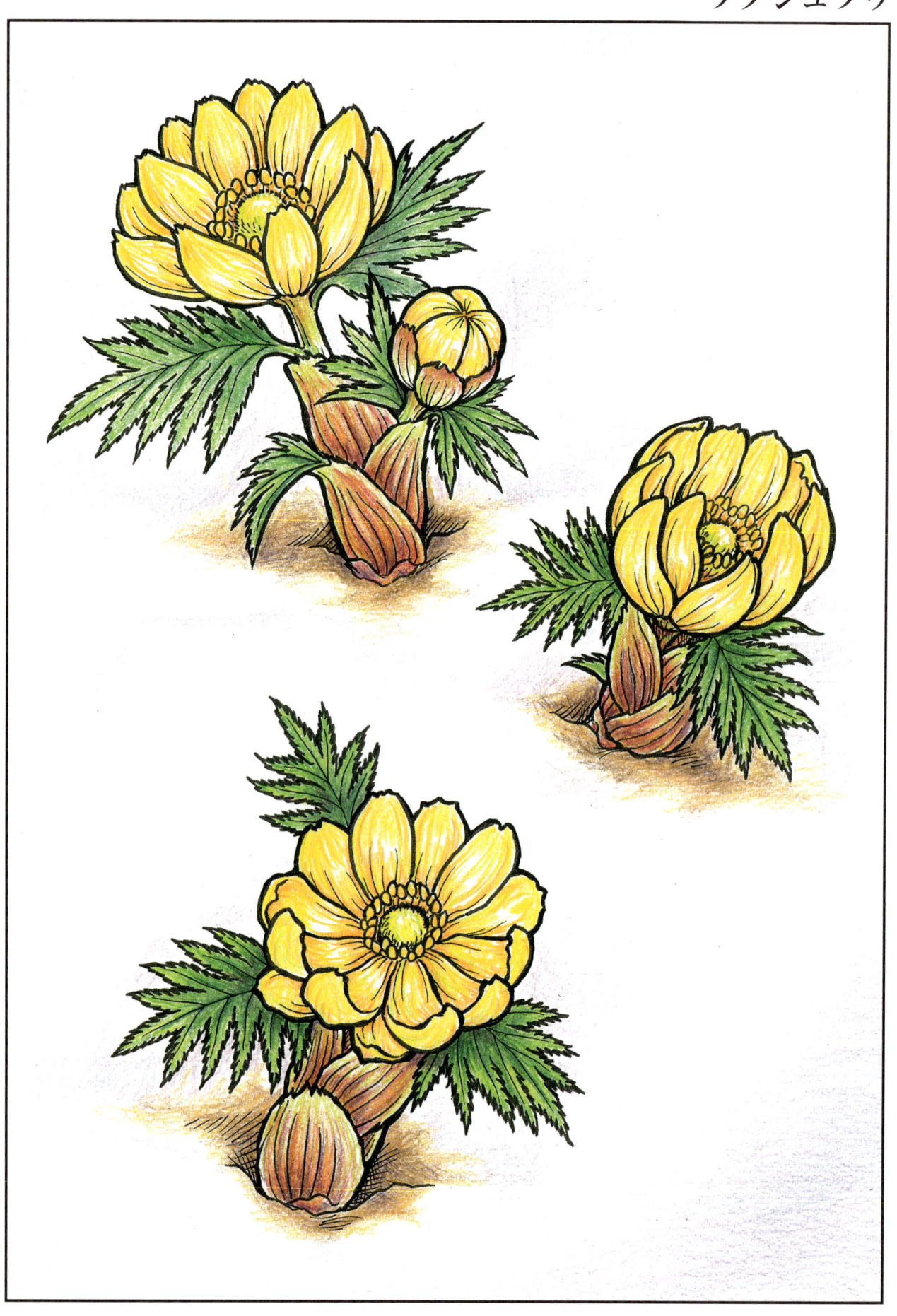

フクジュソウ（絵手紙）

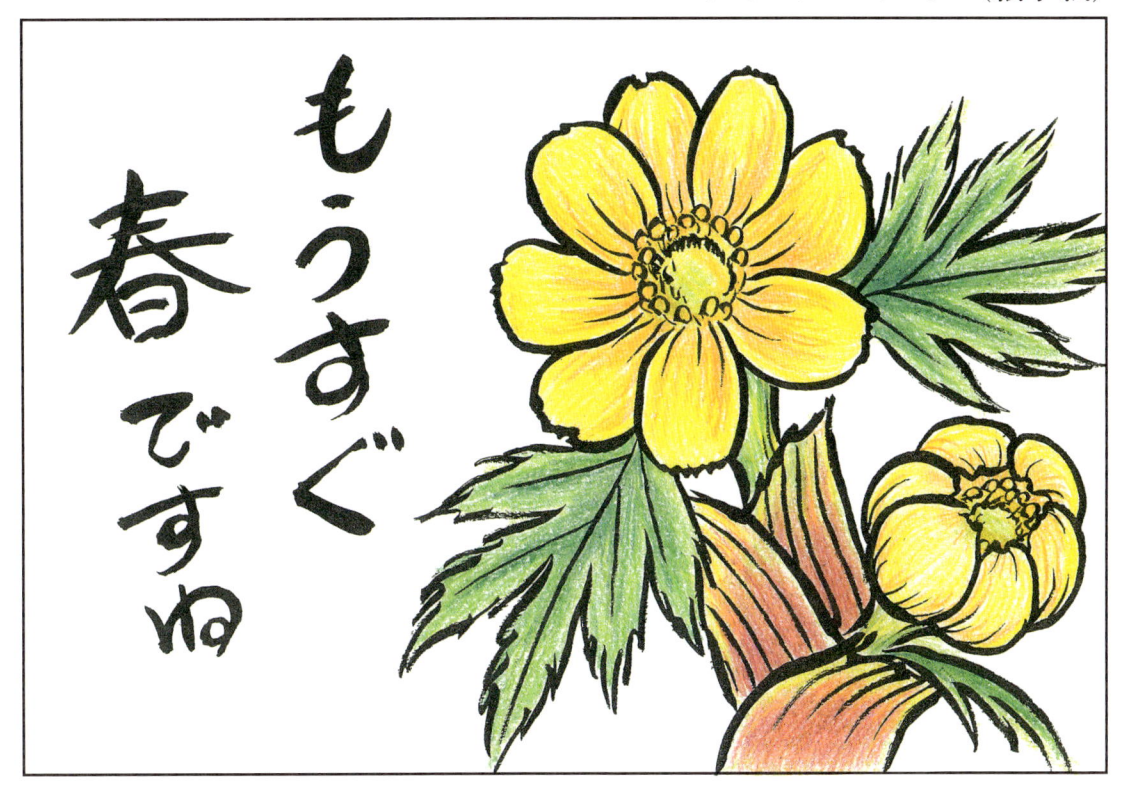

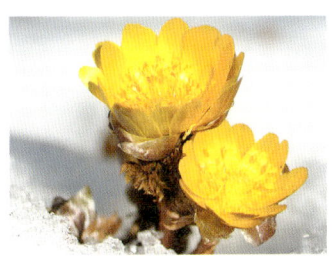

もうすぐ春ですね

【フクジュソウ(福寿草)】
福を招くおめでたい名前から、正月の鉢花としても人気。寒さにきわめて強く、土が凍った極寒の中でも花を咲かせる。
開花期：2月〜4月

絵手紙を自由に描いてみませんか？

↓葉書サイズです。

モチーフは生活の中にあります

・季節を告げる花や鳥
・行事にまつわる風物詩
・食卓の風景
・旅の思い出　……

身の回りにあるものに目を向ける、心をとめることから絵手紙の世界が始まります。感謝の気持ちやうれしい報告、励ましの言葉、日々の出来事……。心が動いたときに、絵手紙にのせて送ってみませんか。

本書でご紹介した絵手紙です

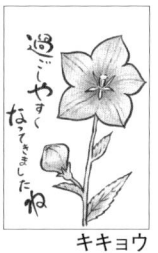

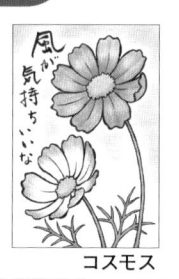

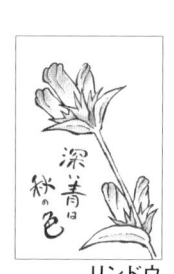

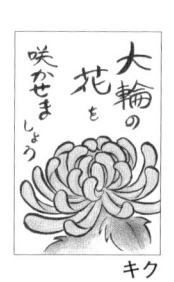

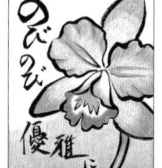

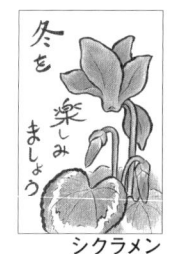

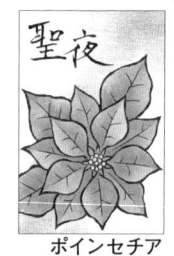

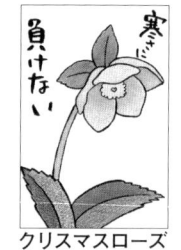

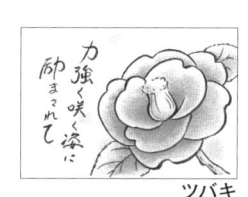

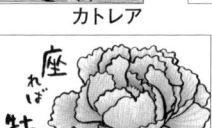

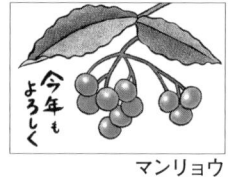

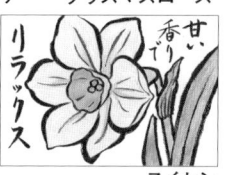

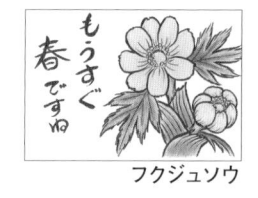

キキョウ　ナデシコ　コスモス　リンドウ　キク

カトレア　シクラメン　ポインセチア　クリスマスローズ　ツバキ

冬ボタン　マンリョウ　スイセン　フクジュソウ

描いた絵手紙を貼って、カレンダーにしてみましょう。
本書の中の絵手紙を貼ってもいいですね。
数字は、使う月に合わせて記入してください。

___月

日	月	火	水	木	金	土

■ 参考文献

『花（ニューワイド学研の図鑑）』（千谷順一郎監修／学研）
『四季花ごよみ（秋）（冬）』（講談社）
『花の絵手紙　四季の花の描き方と言葉のヒント』（小池邦夫・小池恭子／主婦の友社）

■ 参考サイト

『ヤサシイエンゲイ』http://www.yasashi.info/index.html
『季節の花 300』http://www.hana300.com

レクリエブックス
脳トレ・介護予防に役立つ　やさしいぬり絵　秋冬の花編

発行日　2015年10月15日　初版第1刷発行
　　　　2025年 2 月15日　　　　第11刷発行

発行者　竹間 勉
発行　株式会社ワンダーウェルネス
発行・発売　株式会社世界文化社
〒102-8194
東京都千代田区九段北4-2-29
電話　編集部　03-3262-3913
　　　販売部　03-3262-5115
印刷・製本　TOPPANクロレ株式会社

表紙デザイン／村沢尚美（NAOMI DESIGN AGENCY）
本文デザイン／茂原敬子
p.4-5　編集・デザイン／オフィス303
ぬり絵イラスト／泉和美　北原志乃　高橋美紀　牧野惠子　りゅう
写真／PIXTA

編集／安藤礼子
校正／株式会社円水社
製版／株式会社明昌堂
企画編集／野見山朋子

ISBN978-4-418-15249-0
落丁・乱丁のある場合はお取り替えいたします。
定価はカバーに表示してあります。
無断転載・複写（コピー、スキャン、デジタル化等）を禁じます。
ただし、ぬり絵イラストは、個人または法人・団体が、
私的な範囲内でコピーしてお使いいただけます。
外部への提供、商用目的での使用、及びWEBサイト等への使用はできません。
本書を代行業者などの第三者に依頼して複製する行為は、
たとえ個人や家庭内での利用であっても認められていません。
©Sekaibunka Holdings,2015.Printed in Japan